Claudia Daiber

Schlank werden und bleiben mit der Kartoffeldiät

Die schmackhafte Vier-Wochen-Kur

Weltbild

Inhalt

Die Kartoffel hat eine weite und lange Reise hinter sich, denn sie stammt ursprünglich aus den Anden/ Südamerika. In Europa fristete sie zunächst ihr Dasein als Zierpflanze.

Ein gesunder, abwechslungsreicher Speiseplan mit mehreren Mahlzeiten am Tag lässt die Diät nicht langweilig werden. Ein wenig Bewegung unterstützt dieses Diätvorhaben.

Es gibt viele, köstliche Möglichkeiten, die Kartoffel zu genießen – von ganz einfach bis raffiniert.

Kartoffeln – ein wertvolles Lebensmittel

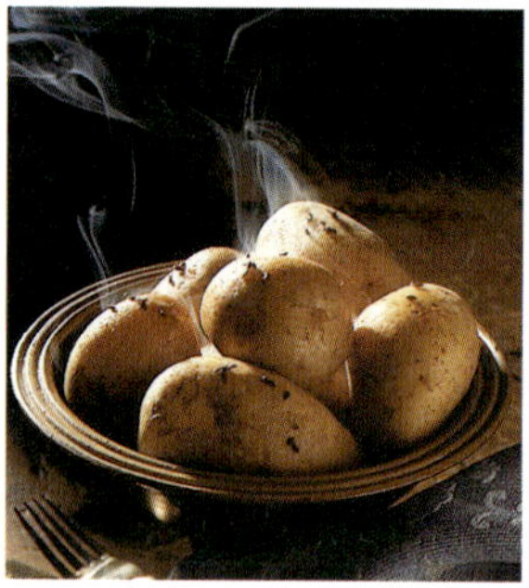

Von der Einführung der Kartoffel bis zu ihrer Etablierung als Grundnahrungsmittel mussten mehr als 300 Jahre vergehen.

Der Kartoffelanbau ist für die Bewohner der kargen Hochländer Perus bis heute die wichtigste Grundlage fürs Überleben.

Zu Unrecht führte die Kartoffel jahrhundertelang in der europäischen Küche ein Schattendasein. Tatsächlich verdient sie aber einen Spitzenplatz auf unserem Speiseplan, denn sie ist derart reich an Vitalstoffen, dass sie sogar als Heilmittel für allerlei Beschwerden gehandelt wird. Erfahren Sie in diesem Kapitel, wie viel Gutes in den tollen Knollen steckt.

Von den Hochländern Südamerikas in die Küchen Friedrichs des Großen

Wenn man den Berichten glauben darf, war die Kartoffel bei uns vor einigen Jahrhunderten noch gänzlich unbekannt. Ihre Heimat sind die Hochländer Südamerikas, die Anden, wo sie schon in den ersten Jahren unserer Zeitrechnung kultiviert wurde. Es gibt sogar Anhaltspunkte dafür, dass die Kartoffel bereits etwa 3000 v. Chr. als Kulturpflanze bekannt war und Menschen als Nahrung diente.

In zahlreichen Geschichten erfahren wir, wie die Kartoffel zu uns nach Europa gelangt sein soll. Am wahrscheinlichsten ist jedoch, dass ein Gefolgsmann von Pizarro nach der Eroberung des Inka-Reiches (1531–35) die ersten Pflanzen mit in seine Heimat brachte. Denn von ihm gibt es einen Bericht, in dem er die Kartoffel ausführlich beschreibt. Eine andere Legende erzählt, dass Sir Walter Raleigh die Kartoffel als erster Europäer in seinem Garten kultiviert haben soll. Ob dies der Wahrheit entspricht, vermag niemand mit Gewissheit zu sagen. Sicher ist jedoch, dass er einem gewissen John Gerard einige Kartoffelpflanzen gab, denn dieser beschrieb in seinem *Herbal* (um 1586) die neue Pflanze.

»Was der Bauer nicht kennt …«

Mit ihrer Einführung in Europa beginnt für die Kartoffel eine lange Zeit der Missverständnisse und Geringschätzung, die letztlich erst in unserem Jahrhundert ein Ende finden sollte. Zunächst kümmerte man sich wenig um die nahrhafte Knolle: Man pflanzte die Kartoffel nur in den Ziergärten – als exotische Blume. Ihren ernährungsphysiologischen Wert erkannte man erst viel später, und bis sie als Nutzpflanze einer breiten Öffentlichkeit zugänglich gemacht wurde, sollten noch einige Jahrzehnte ins Land gehen. Auch ihre Kultivierung ging in der Folge nur zögernd voran, denn da die Beeren und die grünen Pflanzenteile ein Nervengift, das Solanin, enthalten, wollte man der Wurzel erst recht nicht trauen.

Am Anfang wurde die Kartoffel nur als Zierpflanze angebaut. Ihr Nährwert war noch nicht bekannt.

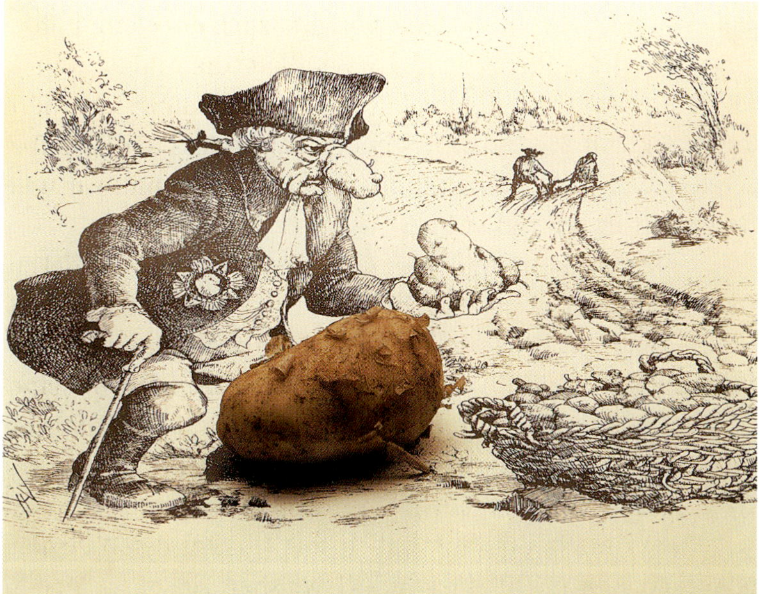

Mit seinem Einsatz für die Kartoffel zog der »Alte Fritz« sich mitunter den Spott seiner Untertanen zu.

John Gerard mit seinem *Herbal* war es schließlich, der den Ausschlag dafür gab: Er wies als erster darauf hin, dass die Knollen der Kartoffelpflanze essbar seien.

Doch diese richtige Erkenntnis leitete noch lange nicht den Siegeszug der Kartoffel ein. Was die Wissenschaft nicht vermochte, das bewirkte – wie so oft in der Geschichte – am Schluss die pure Not …

Die Rettung vor dem Hungertod

In Irland begann für die Kartoffel der Siegeszug durch Mitteleuropa.

Das erste europäische Land, in dem die Kartoffel in größerem Stil angebaut werden sollte, war Irland. Die Insel hatte durch die massive Abholzung der Wälder ihren natürlichen Reichtum verloren, die Böden erodierten, und der Getreideanbau gab nicht viel her. Der Hunger gehörte folglich für die Bevölkerung zum Alltag, und da ist es kein Wunder, dass man nicht lange fragte, als der Kartoffelanbau zur Debatte stand, waren doch die zu erwartenden Erträge um ein Vielfaches höher als beim Getreideanbau. So kam es, dass in Irland die Kartoffel das Getreide mehr und mehr verdrängte und sich einen Stammplatz in der heimischen Küche eroberte.

In ganz Europa bildet die Kartoffel heute die Grundlage zahlreicher Kochrezepte.

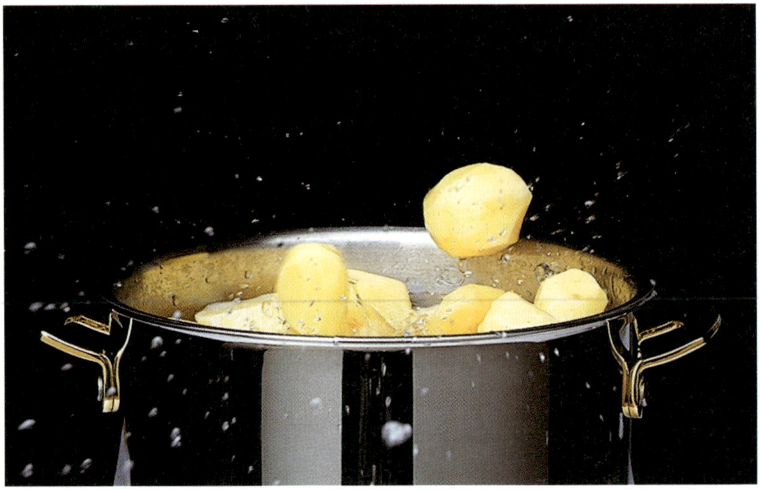

Doch 1845 bereitete die Kartoffelfäule dem Segen ein vorläufiges und schreckliches Ende: Das Land wurde von einer schweren Hungersnot heimgesucht, die einen großen Teil der Bevölkerung dahinraffte.

Speise für die Armen

In Deutschland gestaltete sich die Einführung der Kartoffel weit schwieriger als auf der Grünen Insel. Wie in fast allen europäischen Staaten hielt man auch bei uns die Kartoffel für ein minderwertiges Nahrungsmittel, das eigentlich nur von den niederen Schichten der Bevölkerung gegessen werden könne. Bei Adeligen und Wohlhabenden war das wertvolle Gewächs lange Zeit verpönt. Aber auch die Bauern mussten mit Gewalt von der Qualität der Kartoffel überzeugt werden. Bereits Friedrich Wilhelm I. erließ ein Dekret, durch das die preußischen Landwirte unter Androhung drastischer Strafen zum Kartoffelanbau genötigt wurden – ohne großen Erfolg.

So heftig die Kartoffel zunächst abgelehnt wurde, so tief fand sie später Eingang in die heimische Küche: Überall in Deutschland gibt es zahlreiche traditionelle Kartoffelgerichte.

1750 wurde der Erlass von Friedrich dem Großen erneuert. Er ließ Kartoffeln anpflanzen, und die Bauern gruben sie heimlich wieder aus. So blieb dem Herrscher nichts anderes übrig, als die Kartoffelfelder von seinen Soldaten, den langen Kerls, bewachen zu lassen.

Er versuchte auch, seine Untertanen vom Wert der Kartoffel zu überzeugen, indem er in aller Öffentlichkeit von den gelben Knollen aß – doch nur mit mäßigem Erfolg: Wie die Legende zu berichten weiß, sollen die Bewohner einer preußischen Stadt selbst in der größten Hungersnot die vom König gespendeten Kartoffeln verschmäht haben.

Selbst in der heutigen Zeit hat die Kartoffel noch gegen so manches Vorurteil zu kämpfen. Die Meinung, Kartoffeln machten dick, hat sich bei vielen Menschen bis heute gehalten. Dabei ist die Kartoffel eines der wertvollsten Lebensmittel und dabei äußerst kalorienarm.

Die Inhaltsstoffe der Kartoffel

Vorsicht bei grünen und gekeimten Kartoffeln! Der Gehalt am Nervengift Solanin ist hier in der Knolle erhöht und lässt sich auch durch Kochen nicht völlig beseitigen.

Botanisch gesehen ist die Kartoffel keine Frucht, sondern ein stark verdickter unterirdischer Spross, welcher der Kartoffelpflanze als Nährstoffspeicher und zur Vermehrung dient. Aus den »Augen«, den kleinen sichtbaren Vertiefungen einer Kartoffel, wachsen die oberirdischen Triebe der neuen Pflanze. Unter der Erde entwickeln sich Wurzeln und Stolonen (die Tragfäden der neuen Knollen).

Die eigentlichen Früchte der Kartoffelpflanze sind die giftigen grünen Beeren, die sich aus den weißen bis rosafarbenen Blüten entwickeln, und die für die Zucht neuer Kartoffelsorten von großer Bedeutung sind. Sie enthalten das Nervengift Solanin, ein Glykoalkaloid, das in geringer Dosierung auch in der Kartoffelknolle vorhanden ist, mit dem Kochwasser aber weitgehend ausgeschwemmt wird.

Eine tolle Knolle

Was die Kartoffel für unsere Ernährung so wertvoll macht, ist vor allem ihr hoher Gehalt an biologisch hochwertigem Eiweiß und Vitamin C bei vergleichsweise wenig Kalorien. Zusätzlich enthält sie die wichtigsten Vitamine der B-Gruppe, Vitamin B1 (Thiamin), B2 (Riboflavin) und B6 (Pyridoxin), sowie Niazin, Panthotensäure und Vitamin K. Im Vergleich zu anderen Wurzel- oder Knollengemüsen zeichnet sie sich durch einen niedrigen Kohlenhydratgehalt aus. Damit ist all jenen der Wind aus den Segeln genommen, die glauben, Kartoffeln machten wegen ihres Kohlenhydratgehaltes dick.

Darüber hinaus enthält die Kartoffel zahlreiche wichtige Mineralstoffe und Spurenelemente. Und gerade das ist wichtig bei einer Diät. Bei herkömmlichen Diäten (z.B. der Atkins-Diät) werden dem Körper durch die Einseitigkeit der Ernährung zu wenig wichtige Mineralstoffe zugeführt, die dann in Form von Tabletten ergänzt werden müssen. Bei der

Kartoffeldiät ist das nicht notwendig: Der Körper wird optimal mit Mineralstoffen versorgt – auf völlig natürliche Art und Weise. Denn die Kartoffel enthält diese Vitalstoffe in großer Menge und in einer besonders günstigen Kombination. Es verwundert daher nicht, dass sie von alters her auch als Hausmittel gegen allerlei Beschwerden diente. So hilft gegen Bronchitis beispielsweise ein Umschlag aus zerdrückten Pellkartoffeln. Grund genug, um auf die wichtigsten Inhaltsstoffe etwas näher einzugehen.

Vitamin C

Ein Pfund Kartoffeln enthält durchschnittlich 110 Milligramm Vitamin C – beachtlich, wenn man bedenkt, dass die von Ernährungswissenschaftlern empfohlene Tagesdosis für den Erwachsenen bei etwa 75 Milligramm liegt.

Vermutlich wird Vitamin C vom Darm besser aufgenommen, wenn es nicht in synthetischer Form, sondern über Nahrungsmittel zugeführt wird.

Vitamin C gehört zu den Vitalstoffen, die der Körper nicht selbst produzieren kann. Es ist also lebensnotwendig für unseren Stoffwechsel, dass wir dem Körper regelmäßig eine ausreichende Menge zuführen. Der Nobelpreisträger Linus Pauling erklärt die Wirksamkeit von Vitamin-C-Gaben so: Die Fähigkeit des Körpers, sich beispielsweise vor Erkältungen zu schützen, beruht überwiegend auf der Zerstörung der Bakterien durch die Phagozyten (Fresszellen). Um diese Aufgabe zu erfüllen, müssen diese Zellen eine gewisse Konzentration von Vitamin C in ihrem Inneren aufrechterhalten.

Darüber hinaus gilt Vitamin C als einer der prominentesten »Radikalenfänger«: Die berüchtigten freien Radikalen sind Moleküle, die durch Umweltgifte und minderwertige Ernährung entstehen. Durch ihre große Reaktionsfreudigkeit schädigen sie andere Moleküle, was in letzter Konsequenz zu Zellveränderungen und der Entstehung von Tumoren führen kann.

Je schonender Sie Kartoffeln verarbeiten (z. B. Dünsten), desto weniger Vitamin C geht übrigens verloren.

Niazin

Niazin oder Nikotinsäure ist ein wasserlösliches Vitamin, das einen entscheidenden Einfluss auf unseren Fettstoffwechsel hat.

Auch das Vitamin Niazin ist reichlich in der Kartoffel enthalten, besonders konzentriert übrigens direkt unter der Schale. Pellkartoffeln sind also für unseren Niazinhaushalt besonders förderlich; sie sollten dann aber auf jeden Fall aus biologischem Anbau stammen.

Gerade für unser Ziel, das Abnehmen, ist Niazin wichtig, denn es ist verantwortlich für die Regelung unseres Fett- und Eiweißstoffwechsels.

Mineralstoffe

Die Kartoffel enthält schließlich eine ganze Palette wichtiger Mineralstoffe: Kalium, Magnesium, Mangan, Eisen sowie Phosphate, Natrium und Kalzium. Damit kann sie eine zu fettreiche Kost gut ausgleichen und ist von großem Nutzen bei der Gewichtsregulation. Kalium transportiert die Nährstoffe zu den Zellen und wirkt entwässernd, Phosphate und Kalzium stärken Knochensubstanz und Muskeln.

Die Kartoffel gehört neben der Banane, dem Getreide und der Milch zu den besonders mineralstoffreichen Nahrungsmitteln.

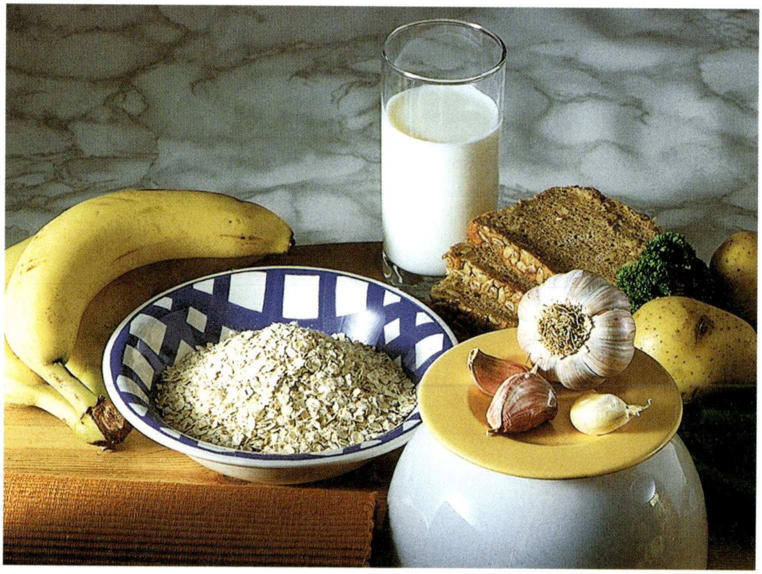

Die Kartoffel ist ein Basenbildner

Die in der Kartoffel enthaltenen Mineralstoffe tragen nicht zuletzt dazu bei, das Säure-Basen-Verhältnis unseres Körpers im Gleichgewicht zu halten.

Unsere Zivilisationskost besteht zu einem großen Teil aus Nahrungsmitteln, die in unserem Körper die Bildung von Säuren bewirken. Dazu gehören vor allem Fleisch, Fisch, Eier und Getreideprodukte. Wenn das Gleichgewicht von Säuren und Basen aber ins Wanken gerät, reagiert unser Körper empfindlich: Die meisten leiden zunächst an Unwohlsein, dann bekommt man Probleme mit Magen und Darm. Das saure Milieu begünstigt die Vermehrung von Bakterien und Pilzen – dazu gehört z.B. der berüchtigte Hefepilz Candida albicans. In der letzten Konsequenz kann es aber auch zu chronischen Krankheiten wie Gicht oder Rheuma kommen.

Mit einem speziellen Teststreifen kann im Urin eine Übersäuerung des Körpers einfach nachgewiesen werden.

Ein vielseitiger Ausgleich

Die Kartoffel eignet sich hervorragend für eine Ernährung nach den Prinzipien der basischen Kost. Sie ist nicht nur einer der nachhaltigsten Basenbildner, sondern lässt sich auch hervorragend mit anderen Lebensmitteln kombinieren, die ähnliche Eigenschaften haben (siehe Tabelle). Picken Sie sich im Rezeptteil die schmackhaftesten basischen Gerichte heraus.

BASENBILDNER	SÄUREBILDNER
✳ Fast alle Gemüsesorten (außer Tomaten)	✳ Fleisch, vor allem Wild
✳ Fast alle Obstsorten	✳ Eier
✳ Kräuter, Kräutertee	✳ Getreideprodukte
✳ Milch	✳ Süßigkeiten
✳ Mandeln/Paranüsse	✳ Käse
✳ Trockenobst (außer Aprikosen)	✳ Hülsenfrüchte
	✳ Kaffee, Tee, Kakao
	✳ Wein

Der richtige Umgang mit der Kartoffel

Wie stark der Gourmet in Ihnen, aber auch Ihre Gesundheit von der Kartoffel profitieren, das hängt nicht zuletzt von der Anbauweise, von der Auswahl und von der Lagerung bei Ihnen zu Hause ab. Der Vitamingehalt kann zum Beispiel erheblich schwanken, denn er ist gleichermaßen von der Bodenbeschaffenheit wie von der Art der Düngung abhängig. Aber auch die Zeit der Lagerung und die Zubereitung beeinflussen den Vitamin- und Mineralstoffgehalt. Vor allem der Vitamin-C-Gehalt sinkt durch unsachgemäße Lagerung drastisch.

Biokartoffeln haben in der Regel einen höheren Mineralstoffgehalt als Kartoffeln aus herkömmlichem Anbau.

Beherzigen Sie also die folgenden Ratschläge:

- Lagern Sie Kartoffeln nie so lange, bis sie keimen, denn dann haben die Kartoffeln bereits einen Solaningehalt, der sich durch bloßes Kochen nicht mehr ausschwemmen lässt.
- Legen Sie bereits geschälte Kartoffeln nicht ins Wasser, und verzichten Sie nach Möglichkeit darauf, sie zu zerkleinern, denn dabei geht Vitamin C verloren.
- Durch schonendes Garen können Sie den größten Teil der Vitalstoffe erhalten. Lassen Sie Kartoffeln also immer nur in wenig Wasser und bei schwacher Hitze gar ziehen, und kochen Sie sie auf keinen Fall so lange, bis sie musig sind.

Kartoffeln richtig lagern

Wenn Sie keine geeigneten Lagermöglichkeiten haben, sollten Sie Kartoffeln besser nicht auf Vorrat kaufen, sondern immer nur in den Mengen, die Sie gerade benötigen.

Je später Kartoffeln geerntet werden, desto besser werden ihre Lagereigenschaften. Sehr frühe Sorten sind für den Verzehr unmittelbar nach der Ernte bestimmt, sie halten sich nicht länger als ein bis zwei Wochen im Vorrat. Frühe Sorten können schon bis zum Herbst gelagert werden, mittelfrühe sind zum Einkellern bestens geeignet. Dies gilt auch für die mittelspäten und späten Sorten.

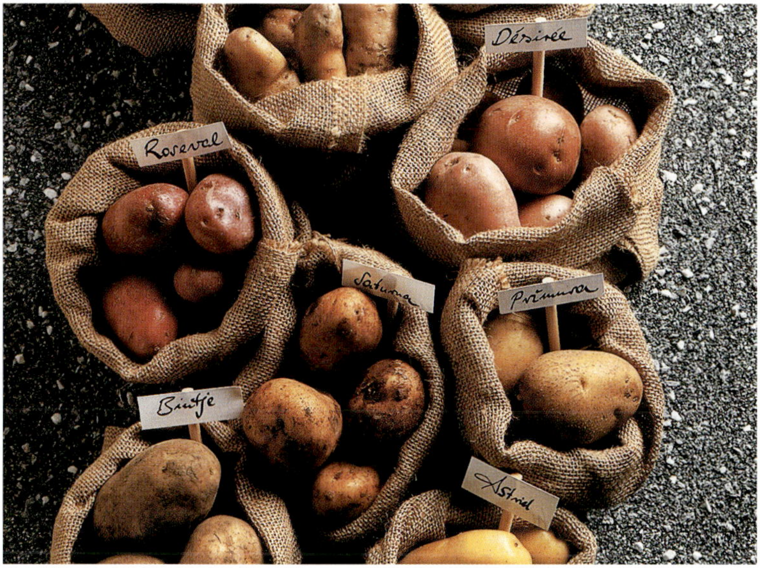

Allein in Deutschland sind über 140 verschiedene Kartoffelsorten registriert.

Kartoffeln lieben es kühl, luftig und dunkel

Kartoffeln halten sich am besten an einem dunklen, luftigen Ort mit einer relativen Luftfeuchtigkeit von etwa 95 Prozent und bei einer Temperatur von 3–4 °C. Für die Lagerung eignen sich Holzkisten oder – besser noch – spezielle Holzgestelle, in denen Sie Kartoffeln nach Sorten getrennt aufbewahren können. Solche Standen sind für die Vorratshaltung ideal, denn die Kartoffeln liegen darin luftig und trocken. Achten Sie in jedem Fall darauf, dass die Kartoffeln nebeneinander und nicht aufeinander liegen, und sortieren sie schadhafte, angeschimmelte oder angefaulte Exemplare aus. In Plastiksäcken aufbewahrte Kartoffeln keimen bzw. faulen in Windeseile.

Liegen Kartoffeln zu hell oder zu warm (Raumtemperatur über 5 °C), bekommen sie bald grüne Stellen und Keime; sie sind dann zum Verzehr nicht mehr geeignet. Sinkt die Raumtemperatur unter 2 °C, werden Kartoffeln unangenehm süß; bei zu geringer Luftfeuchtigkeit verlieren sie Wasser, sie werden schrumpelig und weich.

Packen Sie Kartoffeln, die Sie im Plastiksack gekauft haben, auch dann sofort aus, wenn Sie sie erst in den nächsten Tagen verzehren wollen.

Eine kleine Warenkunde

Nicht jede Sorte eignet sich gleichermaßen für jede Art der Zubereitung. Festgeschrieben werden die Eigenschaften der verschiedenen Sorten in der so genannten »Beschreibenden Sortenliste« beim Bundessortenamt, der alle Züchtungen, die in den Handel gehen sollen, zu melden sind. Zur Zeit führt diese Liste über 140 klangvolle (Frauen-)Namen.

Klassifiziert werden diese Sorten nach den Kocheigenschaften und der Erntezeit (siehe Tabelle Seite 15). Dabei unterscheidet man bei Kartoffeln aus deutschem Anbau sehr frühe Sorten (Juni/Juli), frühe Sorten (Juli/August), mittelfrühe Sorten (August/September) und mittelspäte bis späte Sorten (September/Oktober).

Die Kocheigenschaften

Für den Alltag ist es sinnvoll, zwei Kartoffelsorten mit verschiedenen Kocheigenschaften vorrätig zu haben.

Wichtiger sind aber für uns die Kocheigenschaften. Man unterscheidet hier:

- Fest kochende Kartoffeln
- Vorwiegend fest kochende Kartoffeln
- Mehlig kochende Kartoffeln

Fest kochende Kartoffeln haben einen sehr geringen Stärkegehalt. Sie eignen sich vor allem für die Zubereitung als Pellkartoffeln, Bratkartoffeln, Salat oder Salzkartoffeln. Doch auch vorwiegend fest kochende Kartoffeln sind dafür geeignet, obwohl sie einen höheren Stärkegehalt besitzen und deshalb nicht ganz so fest bleiben wie die fest kochenden Sorten. Für Pürees, Suppen und Eintöpfe sowie die Zubereitung von Kartoffelklößen sollten Sie eher zu mehlig kochenden Sorten mit hohem Stärkegehalt greifen. Die Praxis sieht anders aus. Eine Untersuchung hat ergeben, dass man in Norddeutschland überwiegend die fest kochenden Sorten bevorzugt, während man in Süd-, Mittel- und Ostdeutschland lieber zu den mehligen Sorten greift.

KARTOFFELSORTEN UND IHRE KOCHEIGENSCHAFTEN

Sorten	fest kochend	vorwiegend fest kochend	mehlig kochend
Sehr frühe	Gloria	Arkula, Atica, Berber, Christa, Gloria, Hela, Karatop, Karla, Ukama	
Frühe	Cilena, Forelle, Sieglinde	Arnika, Cinja, Karat	
Mittelfrühe	Hansa, Linda, Nicola, Selma	Agria, Grandifolia, Granola, Grata, Liu, Quarta, Roxy, Secura, Solara	Adretta, Likaria
Mittelspäte bis späte		Condea, Dinia, Eroica, Isola, Libora	Astrid, Aula, Cosima, Datura, Monza, Saturna

Die Qualitätsvorschriften

Falls Sie beim Einkauf einmal einen Fehlgriff getan haben und besonders viele faulige oder übel riechende Exemplare aus dem Sack holen, dann sollten Sie ohne schlechtes Gewissen reklamieren, denn die Qualitätsstandards sind genau geregelt.

✳ Kartoffeln der Handelsklasse »Extra« dürfen pro Packung nicht mehr als fünf Prozent Ausschussware enthalten; bei der »Klasse I« darf der Anteil acht Prozent nicht übersteigen. Dazu gehören faule Knollen, Kartoffeln mit Keimen über drei Millimeter Länge oder stark glasige Exemplare.

✳ Pro Packung sind an fremden Bestandteilen wie Erde oder losen Keimen maximal zwei Prozent (Klasse Extra) bzw. ein Prozent (Klasse I) zugelassen.

Sortieren Sie beschädigte Kartoffeln am besten gleich nach dem Einkauf aus, denn sie faulen schnell.

Die Kartoffel aus Eigenanbau schmeckt und ist gesund

Die Kartoffel lässt sich auf den verschiedensten Bodentypen erfolgreich anbauen, wenn man die passende Sorte wählt.

Die besten Kartoffeln sind die selbst angebauten – das steht fest. Als Ihr eigener Landwirt haben Sie es in der Hand, Kartoffeln ohne Schädlingsbekämpfungsmittel und Kunstdünger zu züchten. Das ist ein ganz entscheidender Vorteil, wie Sie ja schon im Kapitel »Inhaltsstoffe der Kartoffel« (Seite 8 bis 11) erfahren haben: Ihre eigene Biokartoffel können Sie nämlich bedenkenlos mit Schale essen, und unter der konzentriert sich ein großer Teil der wertvollen Vitalstoffe.

Schließlich können Sie als Gärtner auch für gesunde Böden sorgen – ein wichtiger Punkt, den Sie bei gekauften Kartoffeln nicht unter Kontrolle haben. Durch eine möglichst vielseitige Fruchtfolge garantieren Sie, dass der Erde keine wichtigen Mineralstoffe ausgehen. Wollen Sie trotzdem an mehreren aufeinander folgenden Jahren Kartoffeln am gleichen Platz anbauen, empfiehlt es sich, die grünen Teile der Pflanze dem Erdreich als Kompost zuzumischen.

Zum Düngen eines Kartoffelbeetes eignen sich am besten die kompostierten grünen Teile der Pflanze.

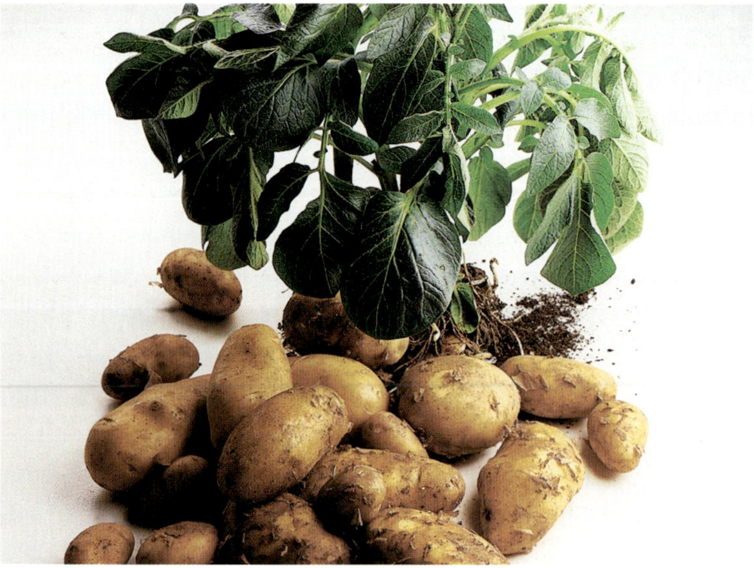

Die Vorbereitung

Im März richten Sie die Setzlinge zum Vorkeimen her. Legen Sie also eine Kiste mit einer dünnen Schicht Torfmull aus, und setzen Sie dort vom Vorjahr übrig gebliebene kleine Kartoffeln dicht aneinander ein. Achten Sie darauf, dass die Seite mit den meisten Augen (das sind die kleinen Vertiefungen in der Oberfläche) nach oben zeigt. Stellen Sie dann die Kiste an einen hellen Platz. Die Raumtemperatur sollte einigermaßen konstant bei 15 °C liegen.

Pflanzung und Ernte

Nach etwa fünf Wochen dürfte die Vorkeimung abgeschlossen sein – Ende April pflanzen Sie die gekeimten Kartoffeln ein. Setzen Sie die Keimlinge in zehn Zentimetern Tiefe ein. Achten Sie auf einen Abstand von mindestens 30 Zentimetern zur jeweils nächsten Pflanze. Schütten Sie die Pflanzlöcher danach sofort zu. Sollte es noch Nachtfröste geben, decken Sie Ihre Pflanzung am besten mit Folien ab. Bei einigermaßen warmem Wetter können Sie nach zwei Wochen die ersten Triebe sehen.

Gegen eine Düngung der Pflanzen mit verrottetem Stallmist ist auch vom Standpunkt des biologischen Landbaus nichts einzuwenden.

Hacken Sobald die Kartoffeln gut angelaufen sind, können Sie mit dem Hacken beginnen. Achten Sie aber dabei darauf, dass manche Pflanzen mit mehreren Trieben kommen, die Sie mit der Hacke nicht zerstören sollten.

Anhäufeln Spätestens Mitte Juni müssen die Kartoffeln angehäufelt werden, d.h. es wird rund um den unteren Bereich der Pflanzen Erde angebracht. Dadurch verhindern Sie, dass die sich entwickelnden Knollen aus der Erde ragen und unter Lichteinfluss grün werden.

Ernte Ende Juni können Sie (bei frühen Sorten) die ersten, noch recht kleinen Knollen aus dem Boden holen. Die Pflanzen sind allgemein dann erntereif, wenn sie in der vollen Blüte stehen. Mittelfrühe Sorten werden meist im August, mittelspäte bis späte im Oktober geerntet. Viel Erfolg!

Die ersten kleinen Knöllchen haben einen besonders intensiven Geschmack.

Machen Sie sich das Abnehmen leicht

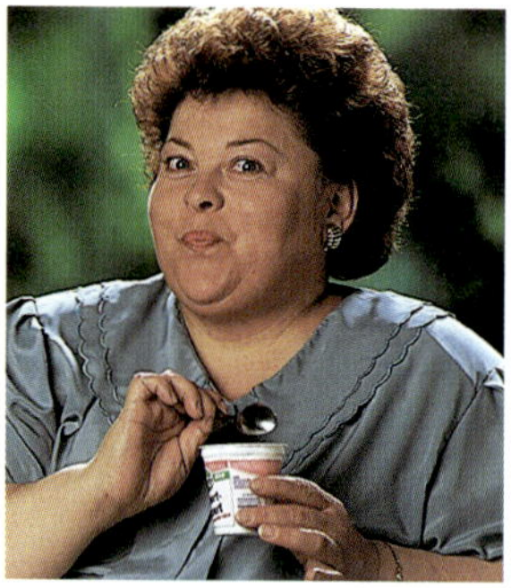

Abnehmen ist auch ohne Verzicht auf kulinarische Genüsse möglich.

Bevor Sie beginnen, die leckeren Rezepte dieser Kartoffeldiät auszuprobieren, sollten Sie sich geistig auf die besonderen Bedingungen einer Diät einstellen. Denn nur mit der richtigen Einstellung können Sie beim Abnehmen dauerhaften Erfolg haben. Und wenn Sie dann noch die folgenden Hinweise beachten, wird Ihnen die Einhaltung der Diät bei weitem leichter fallen, als wenn Sie planlos anfangen.

Eine Diät: Der Weg zur Traumfigur?

Übergewicht hat oft tiefer gehende Ursachen als eine zu kalorienreiche Ernährung.

Bevor Sie mit der Diät beginnen, sollten Sie sich fragen, was Sie damit erreichen wollen und ob das von Ihnen angestrebte Ziel wirklich realistisch ist. Auch wenn wir uns das alle noch so sehr wünschen – eine Traumfigur zu bekommen ist nicht allein eine Sache der richtigen Ernährung. Wie unser Charakter, so wird auch unser Äußeres durch Gene bestimmt und lässt sich nur in gewissen Grenzen manipulieren. Frauen haben von Geburt an einen anderen Körperbau als Männer, sie verfügen über mehr Fettzellen und weniger Muskelsubstanz. Manche Frauen neigen zu starken Fettansammlungen an Oberschenkeln und Hüften, während andere eine knabenhaft schlanke Figur haben. Diese Veranlagungen können auch durch die ausgeklügeltste Diät nicht beeinflusst werden. Überprüfen Sie, ob eine Diät für Sie tatsächlich den gewünschten Erfolg bringen kann oder ob Sie zu den Frauen gehören, die dem übertriebenen Schönheitsideal unserer Zeit zum Opfer gefallen sind.

Normalgewicht oder Übergewicht?

Der Body Mass Index (BMI) ist ein neues Verfahren zur Berechnung des Normalgewichts, das die Körpergröße mit in die Berechnung einbezieht: Das aktuelle Gewicht wird durch die Körpergröße im Quadrat geteilt. Wenn Sie also 60 Kilogramm wiegen und 1,70 Meter groß sind, rechnen Sie so: 60 : 2,89 = 21,1
Bei einem BMI von 19–24 bei Frauen und 20–25 bei Männern spricht man vom Normalgewicht. Bleiben Ihre Werte darunter, sind Sie untergewichtig, liegen die Werte darüber, sind Sie übergewichtig.

Der BMI lässt sich einfach berechnen:

$$\frac{\textit{Körpergewicht (kg)}}{\textit{Körperlänge}(m)^2}$$

Checken Sie Ihre Lebensgewohnheiten

Sind Sie übergewichtig, so können Sie mit der folgenden Checkliste ganz schnell herausfinden, wo Ihre persönlichen Schwachpunkte liegen und wo Sie bei Ihrem Essverhalten den Hebel ansetzen müssen.

PRÜFEN SIE IHR ESSVERHALTEN

✳ Trinken Sie jeden Abend Alkohol?	ja ❒	nein ❒
✳ Haben Sie die Gewohnheit, schnell zu essen?	ja ❒	nein ❒
✳ Nehmen Sie Ihre Mahlzeiten nicht zu festen Zeiten ein?	ja ❒	nein ❒
✳ Essen und trinken Sie alles, was Ihnen angeboten wird?	ja ❒	nein ❒
✳ Knabbern und trinken Sie gern beim Fernsehen?	ja ❒	nein ❒
✳ Essen Sie aus Kummer?	ja ❒	nein ❒
✳ Belohnen Sie sich mit Essen?	ja ❒	nein ❒
✳ Essen Sie gern fette Speisen?	ja ❒	nein ❒
✳ Haben Sie im Alltag wenig Bewegung?	ja ❒	nein ❒
✳ Essen Sie aus Langeweile?	ja ❒	nein ❒

Die richtige Einstellung zum Abnehmen

Haben Sie mehrere Fragen in der vorhergehenden Checkliste mit »ja« beantwortet? Dann wird es Zeit für Sie, sich Gedanken zu machen, wie Sie Ihre Essgewohnheiten umstellen können, und zwar *bevor* Sie mit der Diät anfangen. Eine Diät ist eine Ausnahmesituation, die Sie ja nicht auf die Dauer beibehalten wollen. Wenn Sie sich also nicht schon im Vorfeld darüber klar geworden sind, wie es nachher weitergehen soll, sind Sie in Kürze wieder beim früheren Gewicht angelangt. Lesen Sie deshalb ruhig schon jetzt im Kapitel »So bleiben Sie auch in Zukunft schlank« (Seite 152 bis 155) nach, wie Sie sich für den Alltag nach der Diät wappnen können.

Zum jetzigen Zeitpunkt ist es aber vor allem wichtig, dass Sie sich mental umprogrammieren.

Die Macht des Unterbewusstseins

Viele Orthopäden arbeiten bereits seit Jahren erfolgreich mit Mentaltraining zur Korrektur von Haltungsschäden.

In unserem Unterbewusstsein sind alle Merkmale unserer Persönlichkeit so, wie wir sie sehen, fest verankert. Wenn Sie beispielsweise eine schlechte Haltung haben, werden Ihnen auch stundenlange Gymnastikübungen jeden Tag nicht helfen, diese zu korrigieren, solange Ihr Unterbewusstsein sagt: »Ich habe einen krummen Rücken.«

Ähnlich ist es beim Körpergewicht: Wer sich dick denkt, bleibt dick. Da können Sie Ihr Leben lang fasten, Sie werden mit dem falschen Selbstbild auf die Dauer nichts erreichen. Doch der Umkehrschluss gilt auch: Wer sich schlank denkt, wird auch schlank. Unser Unterbewusstsein steuert nämlich nicht nur einen Großteil unserer Gedanken und Gefühle, es hat auch einen maßgeblichen Einfluss auf unsere Organe. Und die verhalten sich nach den eingeprägten Mustern: Wer der Überzeugung ist, dick zu sein, der isst auch wie ein Dicker; wer der Überzeugung ist, dass er schlank ist, der wird sich auf kurz oder lang auch wie ein Schlanker ernähren.

So programmieren Sie sich um

Mit gezielten Suggestionen können Sie auf Ihr Unterbewusstsein einwirken, ähnlich wie es z.B. die Werbung versucht. Optimal wirkt diese Umprogrammierung, wenn Sie zuvor Ihr Bewusstsein weitgehend ausschalten, am besten durch Tiefenentspannung. In diesem Zustand prägen Sie sich dann neue Bilder und Leitsätze ein, die die alten ersetzen. In den Wortsuggestionen dürfen keine Verneinungen (»Ich bin nicht mehr dick«) oder vage Formulierungen (»Ich wäre gern schlank«) vorkommen, denn diese werden vom Unterbewusstsein nicht verstanden. Machen Sie diese Übung mindestens einmal am Tag.

Die Umprogrammierung unseres Unterbewusstseins braucht Zeit, denn es müssen Denkmuster verändert werden, die sich über Jahre und Jahrzehnte eingeprägt haben.

SO FUNKTIONIERT DIE AUTOSUGGESTION

- Setzen Sie sich aufrecht hin. Am besten geeignet ist der so genannte Pharaonensitz, bei dem Rücken, Nacken und Kopf eine gerade Linie bilden.
- Entspannen Sie nach und nach Ihren Körper. Im Geiste erteilen Sie Ihren Körperteilen die entsprechenden Anweisungen, und zwar von unten nach oben: »Der rechte Fuß ist locker und gelöst. Der rechte Unterschenkel ist locker und gelöst. Das ganze Bein ist locker und gelöst …« Sie setzen die Übung fort, bis der ganze Körper entspannt ist.
- Im völligen Entspannungszustand vergegenwärtigen Sie sich nun, wie Sie aussehen möchten. Stellen Sie sich dazu sich selbst in einer konkreten Situation vor, ähnlich wie in einem Videofilm; beispielsweise sehen Sie sich mit Ihrer neuen Figur am Strand entlanggehen. Sie nehmen die Komplimente von Freunden wegen Ihres guten Aussehens entgegen etc.
- Geben Sie sich nun Wortsuggestionen, z.B. »Ich bin schlank. Ich freue mich über meine gute Figur. Essen ist mir gleichgültig.«

Sechs Erfolgsregeln für Ihre Diät

Damit die Kartoffeldiät ein voller Erfolg wird und Sie daran so viel Spaß wie möglich haben können, lohnt es sich, die folgenden Regeln zu beachten.

1. Erfolgsregel: Mehrere kleine Mahlzeiten pro Tag

Wichtigster Grundsatz bei einer Diät ist, die Gesamtkalorienmenge auf fünf kleinere Mahlzeiten zu verteilen, denn dadurch wird der Stoffwechsel ständig angeregt.

Mehrere kleinere Mahlzeiten nutzt unser Organismus besser als wenige große. Auch wenn die Summe der Kalorien gleich ist, setzt man weniger Fett an.

Frühstück Beginnen Sie den Tag in jedem Fall mit einem kräftigenden Frühstück, denn es versorgt Sie mit der nötigen Energie für Ihre Aktivitäten. Nehmen Sie sich genügend Zeit dafür, auch wenn Sie dann eine halbe Stunde früher aufstehen müssen. Nur in Notfällen sollten Sie Ihr Frühstück mit an den Arbeitsplatz nehmen.

Zwischenmahlzeiten Zweimal am Tag gibt es eine Zwischenmahlzeit, auf die Sie keinesfalls verzichten sollten. Denn wenn Sie zwischen den Hauptmahlzeiten eine Kleinigkeit zu sich nehmen, bleibt Ihr Blutzucker stabil, und aufkommende Hungergefühle werden gleich im Keim erstickt. Die erste Zwischenmahlzeit nehmen Sie zwischen Frühstück und Mittagessen ein, die zweite am Nachmittag, zwischen Mittag- und Abendessen. Dafür eignen sich Obst, Gemüsesnacks oder Milchprodukte wie Joghurt, Dickmilch, Buttermilch oder Kefir. Greifen Sie bei den Milchprodukten immer zu fettarmen Sorten, denn der Erfolg einer Diät hängt im Wesentlichen davon ab, wie stark Sie die Aufnahme von Fett reduzieren.

Hauptmahlzeiten Mittags und abends darf es dann etwas üppiger sein; Sie können unter zahlreichen warmen und kalten Gerichten wählen. Was Sie wann essen, bleibt Ihrem persönlichen Lebensrhythmus überlassen, nur die Gesamtkalorienzahl muss stimmen.

2. Erfolgsregel: So wenig Fett wie möglich

Im Prinzip können Sie die vorgeschlagenen Rezepte nach Belieben abwandeln, wenn Sie mit Fett sparsam umgehen. Schneiden Sie alles sichtbare Fett an Fleisch oder Wurst ab. Denken Sie auch daran, dass sich Fett gerade in Wurstaufschnitt oder fettem Käse in großen Mengen verbirgt und Schokolade, Pralinen und Mürbeteigkekse mehr als genug davon enthalten! Greifen Sie deshalb zu fettarmen Wurst- und Käsesorten. Kaufen Sie mageres Fleisch oder Geflügel und fettarmen Fisch. Die Tageszufuhr an Fett kann normalerweise bei 60–70 Gramm liegen. Während der Diät sollten 30 Gramm

Ein Wurst- oder Käsebrot kann so viel Kalorien enthalten wie eine Hauptmahlzeit. Verwenden Sie also nur fettarme Wurst- und Käsesorten.

FETT HAT AUCH SEINE GUTEN SEITEN

Auch wenn Sie mit Fett sparsam umgehen sollen, ganz brauchen Sie nicht darauf zu verzichten, denn Fett hat in unserem Organismus eine wichtige Funktion:

- Es schützt den Körper vor Wärmeverlust.
- Es schützt die inneren Organe, Knochen und Nerven vor Stößen und Verletzungen.
- Es reguliert den Zellstoffwechsel.
- Es sorgt dafür, dass wir die fettlöslichen Vitamine A, D, E und K aus der Nahrung besser aufnehmen können.

Deshalb sollten Sie beispielsweise Möhren immer mit etwas Fett essen, etwa mit verschiedenen Milchprodukten oder einem Teelöffel hochwertigen Pflanzenöls.

Achten Sie bei den Ölen auf eine gute Qualität. Pflanzenöle und -fette enthalten einfach oder mehrfach ungesättigte Fettsäuren, die helfen, den Cholesterinspiegel zu senken.

Olivenöl aus erster Pressung (einfach ungesättigte Fettsäuren) erhöht den Anteil an HDL im Blut, also das »gute« Cholesterin.

möglichst nicht überschritten werden – und diese Menge ist schnell erreicht. Deshalb werden bei dieser Diät beispielsweise Butter und Margarine als Brotaufstrich weitgehend verbannt und Alternativen wie Tomatenmark, Senf, Meerrettich, Schmand oder Magerquark angeboten.

Die Ernährungswissenschaft geht heute davon aus, dass die Reduktion der Fettzufuhr allein schon genügt, um abzunehmen. Dies würde bedeuten, dass Sie beispielsweise bei den Kohlenhydraten ein bisschen mehr zugreifen dürfen, ohne den Erfolg der Diät zu gefährden. Dennoch: Halten Sie sich zunächst an die vorgeschlagenen Rezepte, getreu dem Grundsatz: Nur wer zu viel isst, wird auch dick!

3. Erfolgsregel: Vermeiden Sie leere Kalorien

Wenn Sie Zucker und Alkohol meiden, tun Sie nicht nur Ihrer Figur etwas Gutes: Der gesamte Stoffwechsel profitiert davon, und das Risiko, chronisch zu erkranken, sinkt beträchtlich.

Es gibt Nahrungsmittel, z. B. Zucker oder Alkohol, die zwar viele Kalorien, dafür aber keine oder nur sehr wenig Nährstoffe enthalten. In diesem Fall spricht man von leeren Kalorien. Verzichten Sie also während Ihrer Diät so weit wie möglich auf Zucker und Alkohol. Wenn Ihnen Kaffee oder Tee nur gesüßt schmecken, dann greifen Sie zum kalorienfreien Süßstoff. Vielleicht gelingt es Ihnen aber auch, sich an weniger gesüßte Getränke zu gewöhnen. Das wäre ein großer Erfolg!

Wenn Sie gerne Wein trinken und auch während der Diät nicht ganz darauf verzichten möchten, dann lassen Sie es bei einem Gläschen (ein Achtelliter) pro Tag bewenden.

Generell sollten Sie Lebensmittel mit einer hohen Nährstoffdichte bevorzugen. Das sind solche, die reich an wertvollen Nährstoffen und komplexen Kohlenhydraten sind wie Vollkornprodukte, Gemüse, Kartoffeln, Hülsenfrüchte, Salat und Obst. Sie versorgen den Organismus mit lebenswichtigen Vitaminen und Mineralstoffen und bringen aufgrund ihres Ballaststoffgehaltes die Verdauung in Schwung.

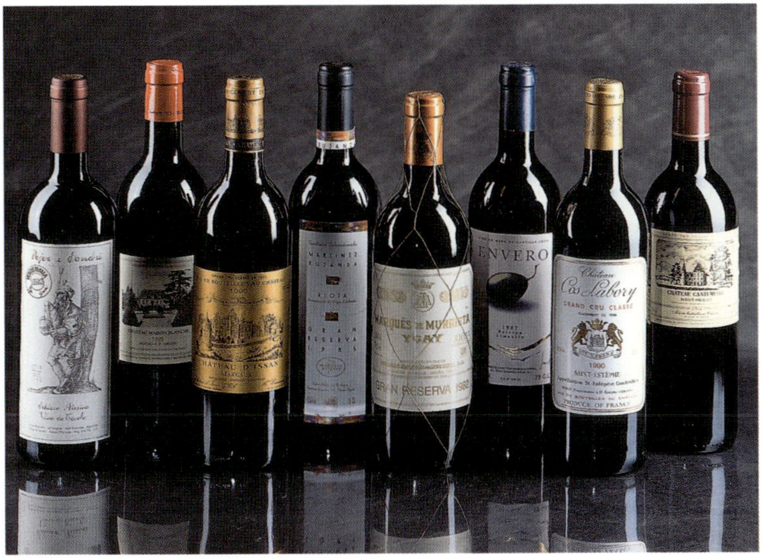

Wein – in Maßen genossen – schützt vor Herzinfarkt. Während einer Diät beschränken wir uns aber auf ein Glas am Tag.

4. Erfolgsregel: Trinken Sie viel

Wasser ist für uns lebensnotwendig: Ein Mensch kann bis zu einen Monat ohne feste Nahrung, aber nur drei bis vier Tage ohne Flüssigkeit existieren. Unser Körper besteht zu etwa 60 Prozent aus Wasser. Jeden Tag verlieren wir im Schnitt zwei bis drei Liter Flüssigkeit, die wir unserem Organismus mit der Nahrung wieder zuführen müssen. Da viele Lebensmittel wie Obst und Gemüse Wasser enthalten, müssen wir diese Menge nicht allein durch Getränke zu uns nehmen. Dennoch wäre es ideal, wenn wir am Tag eineinhalb bis zwei Liter trinken.

Die Flüssigkeit hilft, Schadstoffe und Stoffwechselschlacken auszuscheiden. Da Sie während einer Diät weniger essen, mit der Nahrung also auch weniger Flüssigkeit zu sich nehmen, sollten Sie etwas mehr trinken, mindestens zwei Liter pro Tag.

Verschiedene Kräutertees, z. B. Brennnesseltee, unterstützen den Körper während der Diät bei der Entgiftung.

Trinken dürfen Sie alles, was keine oder nur wenige Kalorien hat. Sehr empfehlenswert sind Kräutertees und Mineralwasser. Aber auch Fruchtsaft, mit Mineralwasser vermischt, ist eine Alternative, sofern Sie Säfte ohne Zuckerzusatz nehmen. Achten Sie beim Mineralwasser darauf, dass es wenig Natrium enthält, aber einen relativ hohen Anteil an Magnesium und Kalzium. Auf unverdünnte Säfte oder süße Limonaden sollten Sie wegen des hohen Kaloriengehaltes verzichten. Kaffee und schwarzer Tee in großen Mengen sind ebenso wenig geeignet, denn sie entziehen dem Körper zusätzlich Wasser. Lassen Sie es also besser bei drei bis vier Tassen pro Tag bewenden.

5. Erfolgsregel: Lust statt Frust

Ein schlechtes Gewissen ist oft das Ende der guten Vorsätze: Man fühlt sich unwohl und flüchtet womöglich ganz vor dem Problem, so dass die Gewichtsabnahme letztlich in weitere Ferne rückt als je zuvor.

Keine Regel ohne Ausnahme: Wenn Sie nun der Heißhunger auf ein Stück Schokolade, einen feinen Kuchen oder ein Eis gar zu sehr plagt, dann dürfen Sie ruhig auch einmal nachgeben – vorausgesetzt, Sie genehmigen sich solche kleinen Extras nicht täglich. Essen Sie mit Genuss und Freude, und setzen Sie am nächsten Tag die Diät ohne schlechtes Gewissen fort. Der Erfolg wird durch einen kleinen Ausrutscher nicht beeinträchtigt. Wenn Sie sich Ihren Wunsch nämlich nicht erfüllen, kreisen Ihre Gedanken ständig nur um dieses eine Thema, und die Diät wird zur Qual.

Wer ein ausgesprochener Süßschnabel ist, sollte auf ungeschwefelte Trockenfrüchte zurückgreifen, um den Hunger nach Süßem zu befriedigen. Sie eignen sich auch – jedoch nur in kleinen Mengen – als Zwischenmahlzeit.

ERSTE HILFE GEGEN HEISSHUNGER

- Wenn Sie ausgehungert sind, essen Sie ganz langsam ein hart gekochtes Ei.
- Eine Tasse Instantbrühe, gewürzt mit etwas Curry, ist fast kalorienfrei.
- Die Salatgurke enthält je 100 Gramm nur 7 Kalorien. Sie beruhigt den Magen.
- Bereiten Sie sich Häppchen aus frischem rohem Gemüse Ihrer Wahl.

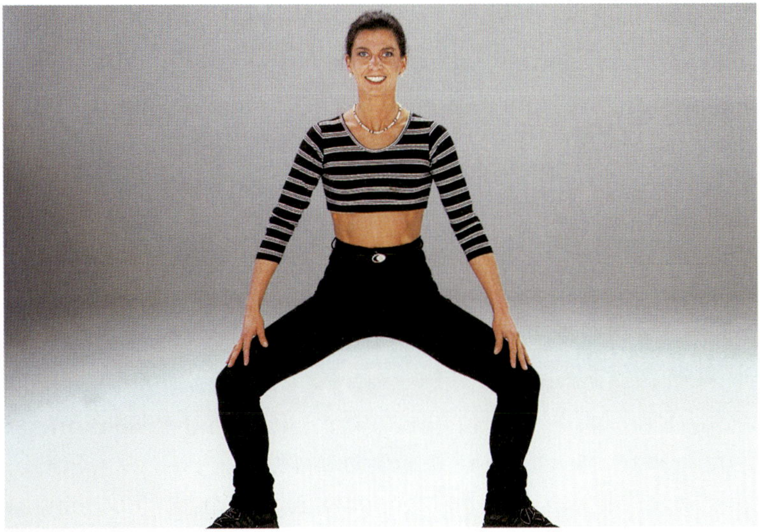

Wer sich regelmäßig bewegt, sorgt für einen aktiven Stoffwechsel und setzt so weniger Fett an.

6. Erfolgsregel: Bewegung unterstützt die Diät

Eine Diät ohne Bewegung funktioniert nur halb so gut. Der Körper greift nämlich bei seinen Sparmaßnahmen zunächst nicht nach den Fettzellen (die sind für besonders schwere Zeiten reserviert), sondern baut Wasser und Muskelsubstanz ab. Außerdem schaltet er den Stoffwechsel auf Sparflamme. Wenn Sie nun jeden Tag etwa 30 Minuten Sport treiben, bringen Sie den Stoffwechsel auf Trab, und die Muskeln werden gestärkt. Sie werden nicht nur schlanker, sondern verbessern auch die Beweglichkeit und Elastizität Ihres Körpers und tun so eine ganze Menge für Ihr Selbstbewusstsein. Am besten ist natürlich noch immer Bewegung an der frischen Luft. Ob Sie joggen oder »walken«, bleibt Ihnen überlassen. Selbstverständlich können Sie auch zu Hause ein 20–30 Minuten dauerndes Gymnastikprogramm absolvieren oder dreimal in der Woche schwimmen gehen. Entscheiden Sie sich für die Sportart, an der Sie wirklich Spaß haben. Doch sollten Sie Ihre Übungen möglichst regelmäßig ausführen.

Regelmäßige Bewegung regt den Stoffwechsel an. Erst dadurch können die Fettreserven wirksam abgebaut werden.

So funktioniert die Kartoffeldiät

Erlaubt sind bei der Kartoffeldiät 1200 Kalorien am Tag.

Der Rezeptteil dieses Buches ist in drei Kapitel eingeteilt, aus denen Sie sich die Speisen für einen Tag selbst zusammenstellen können. Insgesamt sollten Sie täglich fünf Mahlzeiten einnehmen, auf die Sie Ihre maximale Kalorienmenge verteilen können.

So finden Sie sich im Rezeptteil zurecht

Im ersten Kapitel finden Sie Vorschläge fürs Frühstück, im zweiten Kapitel einige Rezepte für Zwischenmahlzeiten und im dritten Kapitel die Hauptmahlzeiten, die Sie wahlweise am Mittag oder am Abend einnehmen können.

Achten Sie bei der Zusammenstellung Ihres Tagesplanes möglichst darauf, dass Sie einen Kaloriengehalt von 1200 Kilokalorien pro Tag nicht überschreiten. Erst dann beginnt der Körper nämlich, seine Fettreserven abzubauen, und Sie verlieren an Gewicht. Wenn Sie die Kartoffeldiät dazu nutzen wollen, Ihrer Gesundheit etwas Gutes zu tun, wählen Sie Ihre Rezepte doch nach den Grundlagen der basischen Kost aus! Hinweise dazu finden Sie auf Seite 11.

Wie lange können Sie die Diät machen?

Es spricht nichts dagegen, wenn Sie die Diät über einen Zeitraum von drei bis vier Wochen machen wollen, je nachdem, wieviel Sie abnehmen möchten. Da die Zusammenstellung der angebotenen Speisen besonders ausgewogen ist und die Kartoffel eine derart große Menge an Vitalstoffen enthält, kann es auch bei einer längeren Dauer Ihrer Diät nicht zu Mangelerscheinungen kommen.

Wer auf einen schnellen Erfolg hofft und anschließend wieder in sein altes Verhaltensmuster zurückfällt, wird sicher enttäuscht, denn unmittelbar nach einer Diät nimmt man besonders schnell wieder zu. Ziel dieser Diät ist es deshalb, Ihr

DAS MACHT DIE KARTOFFELDIÄT SO WERTVOLL

Die Kartoffel liefert bei vergleichsweise geringer Energie ausgesprochen viel biologisch wertvolles Eiweiß, zahlreiche Mineralstoffe und Vitamine, und sie ist besonders leicht verdaulich. Die in ihr enthaltenen Kohlenhydrate (vor allem Stärke) sorgen dafür, dass relativ schnell ein Sättigungsgefühl auftritt, das lange Zeit anhält. Dies macht sie zum geeigneten Nahrungsmittel für die Gewichtsreduzierung. Aber auch für ältere Menschen oder für Menschen mit empfindlichem Magen ist die Kartoffel als Schonkost ausgesprochen gut geeignet.

Essverhalten langfristig zu ändern und Ihnen damit zu helfen, Ihr erreichtes Gewicht auch später noch lange zu halten. Dafür ist es wichtig, dass Sie nach der Diät die Kalorienzahl nur langsam erhöhen und auch weiterhin auf eine geringe Fettzufuhr achten. Dann kann eigentlich nichts schief gehen. Übrigens: Wer nicht so gerne jeden Tag Kartoffeln isst, kann diese durch 50 Gramm Reis oder Nudeln austauschen. Genaueres zur »Zeit danach« finden Sie im Kapitel »So bleiben Sie auch in Zukunft schlank« (Seite 152 bis 155).

Was tun, wenn man Familie hat?

Die Rezepte dieses Buches sind für eine Portion berechnet. Dies bedeutet aber nicht, dass Sie zwei Gerichte kochen müssen, wenn Sie eine Familie haben. Vervielfachen Sie die Portionen einfach je nach Anzahl der Familienmitglieder, und spendieren Sie den Nicht-Diätlern zusätzlich ein üppigeres Frühstück und einen Nachtisch nach der Hauptmahlzeit. So kommt jeder auf seine Kosten, und Sie haben nicht noch zusätzlich Arbeit.

Die Rezepte in diesem Buch lassen sich ohne großen Aufwand für die ganze Familie aufpeppen!

So sehen Sie auf einen Blick, welche kleinen Extras Sie sich noch gönnen können, wenn Sie Ihre tägliche Kalorienzahl nicht voll ausgeschöpft haben.

KLEINE EXTRAS

Wenn Sie die Kalorienzahl von 1200 kcal pro Tag nicht ausgeschöpft haben, können Sie sich ein kleines Extra aus dieser Übersicht aussuchen.

BROT UND BRÖTCHEN

1 Portion = ca. 50 g	kcal ca.	Fett ca. (g)
Weißbrot (Baguette)	120	1
Weizentoastbrot (1 Scheibe = etwa 30 g)	130	2
Weizenbrötchen	130	1
Knäckebrot (1 Scheibe = etwa 10 g)	160	1
Pumpernickel	100	0,5
Vollkornbrötchen/Roggenvollkornbrötchen oder -brot	105	1

BUTTER, MARGARINE, ÖL

je TL (4–5 g)	kcal ca.	Fett ca. (g)
Butter	40	4
Butterschmalz	50	5,5
Olivenöl	35	4
Sonnenblumenöl	30	4

MILCH UND MILCHPRODUKTE

je 100 ml bzw. g	kcal ca.	Fett ca. (g)
Milch, 1,5% Fett	47	1,5
Milch, entrahmt	35	0,1
Buttermilch	35	0,5
Dickmilch, entrahmt	32	0,1
Joghurt, 1,5% Fett	44	1,5
Joghurt, entrahmt	32	0,1
Kefir, 3,5% Fett	61	3,5

KLEINE EXTRAS

GEMÜSE/SALATE je 100 g	kcal ca.	Fett ca. (g)
Bleichsellerie (Staudensellerie)	12	0,2
Brunnenkresse	21	0,3
Chicorée	11	0,2
Chinakohl	11	0,3
Endivien	12	0,2
Feldsalat	12	0,4
Kopfsalat	10	0,2
Kresse	39	1,4
Fenchel	24	0,3
Gurke	13	0,2
Kohlrabi	25	0,1
Möhren	27	0,2
Paprika	20	0,3
Radieschen	13	0,1

FISCH ODER FLEISCH je 100 g essbarer Anteil	kcal ca.	Fett ca. (g)
Forelle	102	2,7
Kabeljau	73	0,4
Rotbarsch	105	3,6
Riesengarnelen	87	1,4
Scholle	76	0,8
Seelachs	80	0,8
Seezunge	83	1,4
Zander	83	0,7
Kalbsfilet	95	1,4
Kalbsschnitzel	99	1,8
Lammfilet	112	3,4
Schweinefilet	109	2,5
Schweineschnitzel	109	2,5

Fettarmes Dressing (etwa 50 kcal/ 5 g Fett): 2 EL Gemüsebrühe, 1 TL Essig, 1/2 TL Senf, Salz, Pfeffer, 1 TL Olivenöl verrühren und mit reichlich frischen Kräutern würzen.

Frühstück – fit in den Tag

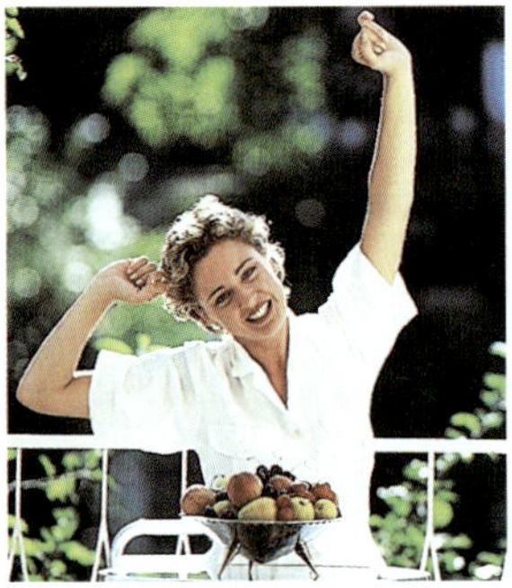

Ein Frühstück mit Obst ist der optimale Start in den Tag.

Starten Sie den Tag mit einem fruchtigen Müsli. Es enthält alles, was Sie brauchen, um fit und leistungsfähig zu sein. Ob Sie ein Frischkornmüsli bevorzugen oder lieber Flocken essen, spielt dabei keine Rolle. Nur sollten die Zutaten frisch sein, damit sie auch wirklich alle wertvollen Nährstoffe enthalten. Flocken & Co. bringen Ihren Stoffwechsel in Schwung, sie halten den Blutzuckerspiegel über lange Zeit konstant und lassen Heißhungerattacken erst gar nicht aufkommen.

Wer ein pikantes Frühstück mit belegten Broten bevorzugt, findet in diesem Kapitel natürlich ebenfalls schmackhafte Rezepte, die nach Lust und Laune variiert werden können. Vermeiden Sie jedoch in jedem Fall zu viel Fett, das sich ja oft in Brotaufstrichen oder Wurstaufschnitten verbirgt. Und verzichten Sie, wenn möglich, auf Butter oder Margarine. Statt dessen eignen sich Schmand, Tomatenmark, Senf, Meerrettich, Mager- oder Cremequark als Aufstrich. Reichlich Gemüse beziehungsweise Salat sind eine schmackhafte Brotauflage und geben auch fürs Auge viel her. Mehr als drei Tassen Kaffee oder Tee sollten Sie pro Tag nicht trinken. Wenn Sie sich dadurch eingeschränkt fühlen, beruhigt es Sie vielleicht, dass bereits eine Tasse Kaffee oder Tee genügt, um zwei Stunden konzentriert zu sein. Aber womöglich entdecken Sie während der Diät ja Ihre Vorliebe für Kräutertees. Es gibt sie in großer Vielfalt für jeden Geschmack und jede Tageszeit.

HAFERFLOCKEN-DINKEL-MÜSLI MIT ORANGE

1 Vollkornhaferflocken, Dinkelflocken und Sesamsamen in einer Pfanne ohne Fett bei mittlerer Hitze rösten, bis sie goldgelb sind und duften, dann beiseite stellen.

2 Die Orange schälen und dabei die weiße Innenhaut vollständig mit entfernen.
Die Orangenfilets mit einem scharfen Messer aus den Häuten lösen, den Saft dabei auffangen.

3 Den Joghurt mit dem Orangensaft glatt rühren und mit der Flockenmischung und den Orangenfilets in einer kleinen Schüssel mischen.

Tipp Wer regelmäßig Orangen isst, kann auf Vitamin-C-Pillen und Mineralstofftabletten weitgehend verzichten. Die Apfelsine enthält nämlich reichlich Vitamin C, Mineralstoffe wie Phosphat und Eisen sowie sekundäre Pflanzenstoffe, die vor Krebs schützen. Essen Sie daher auch nach Ihrer Diät immer wieder Orangen zum Frühstück, aber auch als Zwischenmahlzeit oder Nachspeise.

Je Portion
215 kcal • 901 kJ
7 g EW • 4 g F • 32 g KH

♦ ZUTATEN ♦

Für eine Portion
1 EL Vollkornhaferflocken
1 EL Dinkelflocken
1 TL Sesamsamen
1 Orange
75 g Joghurt

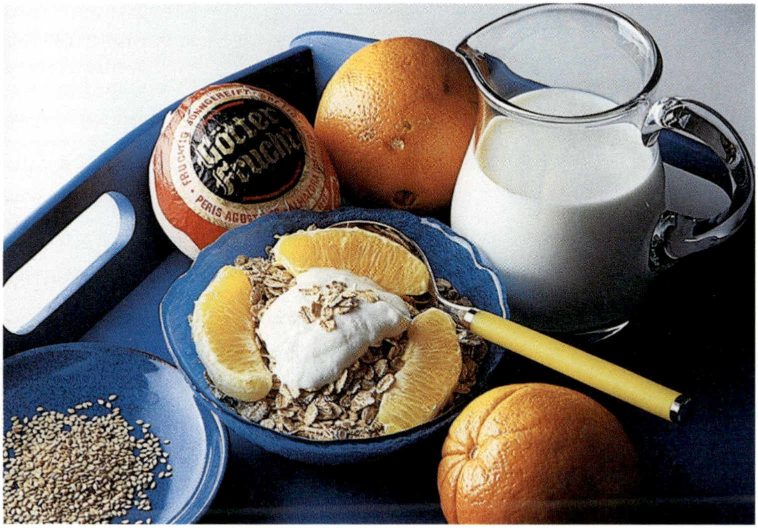

Mit dem Haferflocken-Dinkel-Müsli können Sie sich vor allem im Winter vor Erkältungen wappnen.

FRISCHKORNMÜSLI MIT APFEL

◆ ZUTATEN ◆

Für eine Portion
2 EL geschrotetes Sechskorn
1 getrocknete ungeschwefelte Aprikose
1 EL Zitronensaft
1 kleiner Apfel
75 g Dickmilch
1 TL gehackte Walnüsse

1 Am Vorabend das Sechskorn in eine kleine Porzellanschüssel geben und mit 3–4 Esslöffel Wasser vermischen. Die Aprikose in kleine Würfel schneiden und mit dem Zitronensaft unter das Korn mengen. Zugedeckt über Nacht in den Kühlschrank stellen und quellen lassen.

2 Am nächsten Morgen den Apfel schälen und grob raspeln; mit der Dickmilch unter den Frischkornbrei mischen. Das Müsli mit den gehackten Walnüssen bestreuen.

Je Portion
219 kcal • 919 kJ
8 g EW • 3 g F • 36 g KH

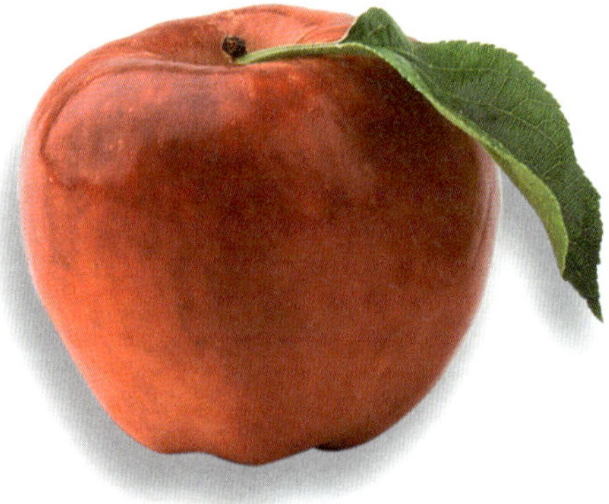

BIRNEN-HEIDELBEER-MÜSLI

◆ ZUTATEN ◆

Für eine Portion
2 EL Vollkornhaferflocken
1 TL Sonnenblumenkerne
50 g Heidelbeeren
1 Birne
1 TL Zitronensaft
75 g Dickmilch

1 Vollkornhaferflocken und Sonnenblumenkerne in einer Pfanne ohne Fett bei mittlerer Hitze goldgelb rösten, dann beiseite stellen.

2 Die Heidelbeeren abbrausen und abtropfen lassen. Die Birne gründlich waschen und vierteln. Das Kerngehäuse entfernen und die Viertel quer in feine Scheiben schneiden. Sofort mit dem Zitronensaft beträufeln.

3 Flockenmischung, Heidelbeeren und Birnen in einer kleinen Schüssel mischen. Die Dickmilch verrühren und darüber verteilen.

Je Portion
287 kcal • 1205 kJ
8 g EW • 6 g F • 46 g KH

MÖHREN-ANANAS-MÜSLI

1 Sechskornflocken und Sesamsamen in einer Pfanne ohne Fett bei mittlerer Hitze goldgelb braten, dann beiseite stellen.

2 Die Möhre putzen, gründlich waschen, fein raspeln und mit dem Zitronensaft vermischen.

Die Ananas in kleine Stücke schneiden und dann den Saft auffangen.

3 Die Flockenmischung, die geraspelten Möhren und die Ananasstücke in einer kleinen Schüssel untereinander vermischen. Den Joghurt mit dem aufgefangenen Ananassaft verrühren und über das Müsli geben.

Tipp Wenn Sie die Pfirsichhaut nicht mögen, können Sie die Früchte mit kochendem Wasser überbrühen, kurz darin ziehen lassen, dann kalt abschrecken und zuletzt häuten. Vollreife Pfirsiche lassen sich auch ohne Überbrühen problemlos häuten.

Je Portion
244 kcal • 1021 kJ
7 g EW • 4 g F • 41 g KH

♦ ZUTATEN ♦

Für eine Portion
2 EL Sechskornflocken
1 TL Sesamsamen
1 kleine Möhre
1 TL Zitronensaft
150 g Ananas
75 g Joghurt

ERDBEER-BANANEN-MÜSLI

1 Vollkornhaferflocken und Weizenkeime in einer Pfanne ohne Fett goldgelb rösten, dann beiseite stellen.

2 Die Erdbeeren kurz abbrausen und putzen. Eine schöne Frucht zum Garnieren beiseite legen. Die restlichen Erdbeeren mit der Dickmilch im Mixer pürieren. Die Banane schälen und in feine Scheiben schneiden.

3 Flockenmischung und Erdbeerdickmilch in einer kleinen Schüssel vermengen. Die Bananenscheiben darauf verteilen. Das Müsli mit der beiseite gelegten Erdbeere und den gehackten Pistazien garnieren.

Je Portion
295 kcal • 1239 kJ
12 g EW • 7 g F • 40 g KH

♦ ZUTATEN ♦

Für eine Portion
1 EL Vollkornhaferflocken
1 EL Weizenkeime
150 g Erdbeeren
75 g Dickmilch
1/2 Banane
1 TL gehackte Pistazien

BROMBEER-PFIRSICH-MÜSLI

♦ ZUTATEN ♦

Für eine Portion
2 EL Dinkelflocken
50 g Brombeeren
1 Pfirsich
75 g Joghurt
1 TL Sanddorn
1 TL gehackte Mandeln

1 Die Dinkelflocken in einer Pfanne ohne Fett bei mittlerer Hitze goldgelb rösten, dann beiseite stellen.

2 Die Brombeeren abbrausen und auf Küchenpapier abtropfen lassen. Den Pfirsich waschen, vierteln und den Stein entfernen. Die Viertel nach Belieben pürieren oder in feine Scheiben schneiden.

3 Joghurt und Sanddorn verrühren. Flocken und Pfirsich in einer kleinen Schüssel mischen, den Joghurt darüber verteilen und mit den Brombeeren garnieren, dann mit den Mandeln bestreuen.

Tipp Wenn Sie die Pfirsichhaut nicht mögen, können Sie die Früchte mit kochendem Wasser überbrühen, kurz darin ziehen lassen, dann kalt abschrecken und häuten. Reife Pfirsiche lassen sich auch ohne Überbrühen häuten.

Je Portion
220 kcal • 921 kJ
7 g EW • 5 g F • 33 g KH

ZIMTMÜSLI MIT DATTELN UND APRIKOSE

♦ ZUTATEN ♦

Für eine Portion
2 EL Dinkelflocken
1 TL Sesamsamen
2 frische oder getrocknete Datteln
1 Aprikose
75 g Dickmilch
1 TL Honig
1 kräftige Prise Zimt

1 Dinkelflocken und Sesamsamen in einer Pfanne ohne Fett bei mittlerer Hitze goldgelb rösten und dann beiseite stellen.

2 Die Datteln von den Steinen befreien und klein würfeln. Die Aprikose waschen, trockenreiben und ebenfalls klein würfeln, dabei den Stein entfernen.

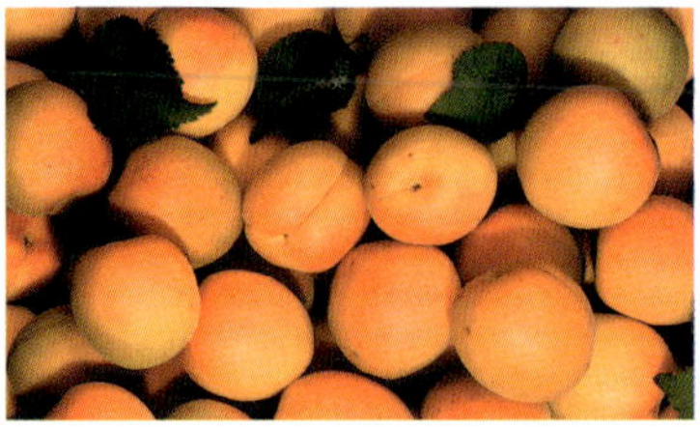

3 Die Dickmilch mit den Dattel- und Aprikosenwürfeln verrühren und mit Honig und Zimt würzen. Die Flockenmischung in eine kleine Schüssel geben und die Dickmilch darüber verteilen.

Je Portion
240 kcal • 1010 kJ
6 g EW • 4 g F • 41 g KH

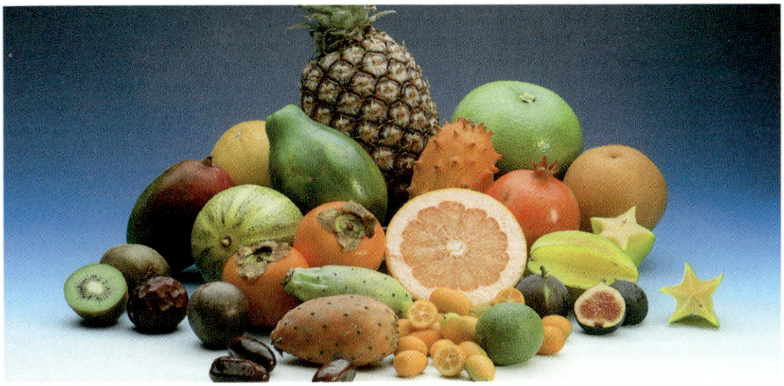

Kiwi gibt dem Müsli nicht nur einen angenehm sauren Geschmack, sondern liefert auch reichlich Vitamin C für den Tag.

INGWER-BANANEN-MÜSLI

1 Vollkornhaferflocken und Kürbiskerne in einer Pfanne ohne Fett bei mittlerer Hitze goldgelb rösten, dann beiseite stellen.

2 Den Ingwer schälen und fein reiben. Die Banane schälen und in dünne Scheiben schneiden.

3 Die Flockenmischung mit Ingwer und Banane in einer kleinen Schüssel mischen. Den Orangensaft darüber gießen.

Je Portion

271 kcal • 1134 kJ

7 g EW • 5 g F • 46 g KH

♦ ZUTATEN ♦

Für eine Portion

2 EL Vollkornhaferflocken
1 TL Kürbiskerne
1 cm frische Ingwerwurzel
1 kleine Banane
100 ml Orangensaft

MÜSLI MIT KIWI UND PAPAYA

1 Dinkelflocken, Haferflocken und Pinienkerne in einer Pfanne ohne Fett bei mittlerer Hitze goldgelb rösten, dann beiseite stellen.

2 Die Kiwi schälen und in Scheiben schneiden. Die Papaya ebenfalls schälen und die Kerne entfernen. Das Fruchtfleisch in Würfel schneiden und mit dem Zitronensaft beträufeln.

3 Die Flockenmischung in einer kleinen Schüssel mit den Früchten mischen, den Ananassaft darüber gießen.

Je Portion

213 kcal • 892 kJ

5 g EW • 4 g F • 34 g KH

♦ ZUTATEN ♦

Für eine Portion

1 EL Dinkelflocken
1 EL Vollkornhaferflocken
1 TL Pinienkerne
1 Kiwi
1/2 Papaya
1 TL Zitronensaft
100 ml Ananassaft ohne Zucker

SCHWARZE-JOHANNISBEEREN-MÜSLI

♦ ZUTATEN ♦

Für eine Portion
2 EL Sechskornflocken
1 TL gehackte Mandeln
100 g schwarze Johannisbeeren
50 g Dickmilch
2 EL Schmand
1 TL Honig

1 Sechskornflocken und Mandeln in einer Pfanne ohne Fett bei mittlerer Hitze goldgelb rösten, dann beiseite stellen.
2 Die Beeren abbrausen und trockentupfen. Die Stiele entfernen, die Beeren verlesen.
3 Die Dickmilch mit dem Schmand und dem Honig verrühren. Die Flockenmischung in einer kleinen Schüssel mit der Dickmilch verrühren, die Johannisbeeren darüber verteilen.

Je Portion
284 kcal • 1191 kJ
8 g EW • 7 g F • 41 g KH

VOLLKORNBRÖTCHEN MIT TOMATEN UND BASILIKUM

♦ ZUTATEN ♦

Für eine Portion
1 Vollkornbrötchen
2 TL Tomatenmark
2 TL geriebener Parmesan
Einige Basilikumblättchen
2 Tomaten
Salz, Pfeffer

1 Das Brötchen quer halbieren. Die Hälften mit Tomatenmark bestreichen und mit Parmesan bestreuen. Die Basilikumblättchen waschen, trockentupfen und in feine Streifen schneiden.
2 Die Tomaten waschen und in Scheiben schneiden, dabei die Stielansätze entfernen. Die Tomatenscheiben auf den Brötchenhälften verteilen und mit Salz und Pfeffer würzen. Basilikum darauf streuen.

Je Portion
200 kcal • 834 kJ
10 g EW • 4 g F • 29 g KH

KNÄCKEBROT MIT PFIRSICHQUARK UND HIMBEEREN

♦ ZUTATEN ♦

Für eine Portion
1 Pfirsich
2 EL Magerquark
1 TL Zitronensaft
1 TL Honig
2 EL Himbeeren
2 Scheiben Vollkornknäcke
Einige Blättchen Zitronenmelisse

1 Den Pfirsich waschen, trockenreiben und halbieren. Den Stein entfernen. Eine Pfirsichhälfte häuten und im Mixer fein pürieren. Mit dem Magerquark verrühren. Den Quark mit Zitronensaft und Honig würzen.
2 Die Himbeeren verlesen. Die Knäckebrote mit Quark bestreichen; mit Himbeeren und Melisse garnieren.

Je Portion
206 kcal • 861 kJ
11 g EW • 1 g F • 34 g KH

KNÄCKEBROT MIT EI UND LACHSSCHINKEN

1 Das Ei in etwa 5 Minuten wachsweich kochen.
2 Inzwischen den Magerquark mit dem Meerrettich mischen und mit Salz und Pfeffer würzen. Die Knäckebrote damit bestreichen. Die Kresse abbrausen,vom Beet schneiden und auf die Brote verteilen. Den Lachsschinken darauf anrichten.
3 Das wachsweiche Ei mit den beiden Knäckebroten servieren.

Je Portion
248 kcal • 1039 kJ
21 g EW • 9 g F • 15 g KH

♦ ZUTATEN ♦

Für eine Portion
1 Ei
2 EL Magerquark
1 TL geriebener Meerrettich aus dem Glas
Salz, Pfeffer
2 Scheiben Vollkornknäcke
1/2 Beet Kresse
2 dünne Scheiben Lachsschinken

KNÄCKEBROT MIT GORGONZOLA UND BIRNE

1 Den Gorgonzola mit einer Gabel zerdrücken und mit dem Schmand vermengen. Die Knäckebrote damit bestreichen und mit den Walnüssen bestreuen.
2 Die Birne gründlich waschen und trockenreiben. Dann in Spalten schneiden und auf den Broten verteilen.

Je Portion
260 kcal • 1093 kJ
10 g EW • 10 g F • 27 g KH

♦ ZUTATEN ♦

Für eine Portion
30 g Gorgonzola
2 TL Schmand
2 Scheiben Sesamknäcke
1 TL gehackte Walnüsse
1 Birne

KNÄCKEBROT MIT GURKEN UND FRISCHKÄSE

1 Die Salatgurke gründlich waschen und trockentupfen oder dünn schälen, dann in Scheiben schneiden.
2 Den Frischkäse mit dem Cremequark verrühren. Die Mischung auf den Knäckebroten verteilen. Die Gurkenscheiben darauf legen, mit Salz und Pfeffer würzen.

Tipp Wer Knoblauch mag, zerdrückt noch eine kleine Zehe und mischt sie dann unter die Frischkäsemischung – dann schmeckt der Brotaufstrich kräftiger.

Je Portion
146 kcal • 615 kJ
15 g EW • 1 g F • 16 g KH

♦ ZUTATEN ♦

Für eine Portion
100 g Salatgurke
2 EL kalorienreduzierter Kräuter-Frischkäse
1 EL Cremequark (0,2%)
2 Scheiben Vollkornknäcke
Salz, Pfeffer

SCHNITTLAUCHBRÖTCHEN MIT RADIESCHEN

◆ ZUTATEN ◆

Für eine Portion
1 Vollkornbrötchen
3 EL Cremequark (0,2%)
1 1/2 EL Schnittlauchröllchen
Salz, Pfeffer
6 Radieschen

1 Das Vollkornbrötchen quer halbieren. Den Cremequark mit 1 EL Schnittlauchröllchen verrühren, mit Salz und Pfeffer würzen. Die Brötchenhälften damit bestreichen.

2 Die Radieschen waschen, putzen und in feine Scheiben schneiden. Die Scheiben auf die Brothälften mit dem Cremequark legen. Mit Salz und Pfeffer würzen und mit dem restlichen Schnittlauch bestreuen.

Je Portion
215 kcal • 904 kJ
17 g EW • 1 g F • 30 g KH

BRÖTCHEN MIT PAPRIKAQUARK

◆ ZUTATEN ◆

Für eine Portion
1 Vollkornbrötchen
2 EL Magerquark
1 EL Schmand
1/2 rote Paprikaschote
Salz, Pfeffer
1 Prise Cayennepfeffer
1 TL Schnittlauchröllchen

1 Das Vollkornbrötchen quer halbieren. Den Magerquark mit dem Schmand verrühren.

2 Die Paprikaschote waschen, putzen und in sehr kleine Würfel schneiden; unter die Quarkcreme mischen. Die Creme mit Salz, Pfeffer und Cayennepfeffer würzen und auf den Brötchenhälften verteilen. Mit den Schnittlauchröllchen bestreuen.

Je Portion
222 kcal • 933 kJ
14 g EW • 4 g F • 29 g KH

VOLLKORNBROT MIT APFEL UND KÄSE

◆ ZUTATEN ◆

Für eine Portion
1 Scheibe Vollkornbrot
1 TL mittelscharfer Senf
1 Scheibe Gouda (30%)
1 kleiner Apfel

1 Das Vollkornbrot mit dem Senf bestreichen. Den Käse darauf legen.

2 Den Apfel waschen und trockenreiben oder schälen, in feine Scheiben schneiden, das Kerngehäuse dabei entfernen. Die Apfelscheiben auf dem Käse verteilen.

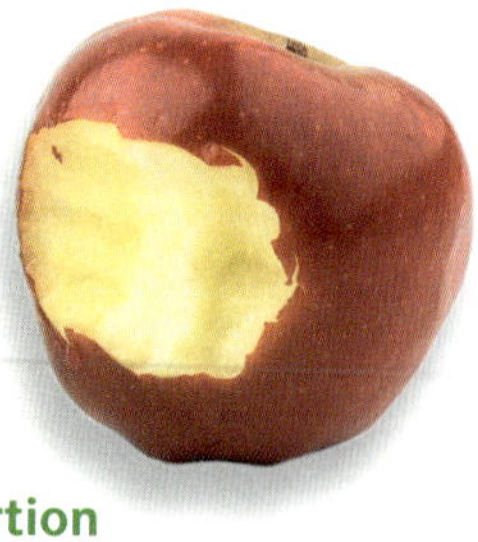

Je Portion
190 kcal • 800 kJ
9 g EW • 4 g F • 26 g KH

VOLLKORNBROT MIT BÜNDNERFLEISCH UND FEIGE

1 Den Schmand mit dem Meerrettich verrühren und das Vollkornbrot damit bestreichen.

2 Das Bündnerfleisch locker auf das Brot legen. Die Feige vierteln und zwischen den Bündnerfleischscheiben verteilen. Pfeffer nach Belieben darüber mahlen.

Je Portion

280 kcal • 878 kJ

6 g EW • 8 g F • 24 g KH

♦ ZUTATEN ♦

Für eine Portion

1 EL Schmand

1 TL geriebener Meerrettich

1 Scheibe Vollkornbrot

3 dünne Scheiben Bündnerfleisch

1 frische Feige

Pfeffer

BANANENBROT MIT HONIG-MANDEL-CREME

1 Den Magerquark mit dem Schmand, dem Honig, den Mandeln und dem Zitronensaft verrühren. Das Brot mit dieser Creme bestreichen.

2 Die Banane schälen und halbieren oder in Scheiben schneiden. Die Bananenscheiben auf die Creme legen und mit Zimt bestäuben.

Je Portion

264 kcal • 1106 kJ

8 g EW • 8 g F • 35 g KH

♦ ZUTATEN ♦

Für eine Portion

1 EL Magerquark

1 EL Schmand

1 TL Honig

1 TL gemahlene Mandeln

1 TL Zitronensaft

1 Scheibe Pumpernickel

1/2 Banane

1 Prise Zimt

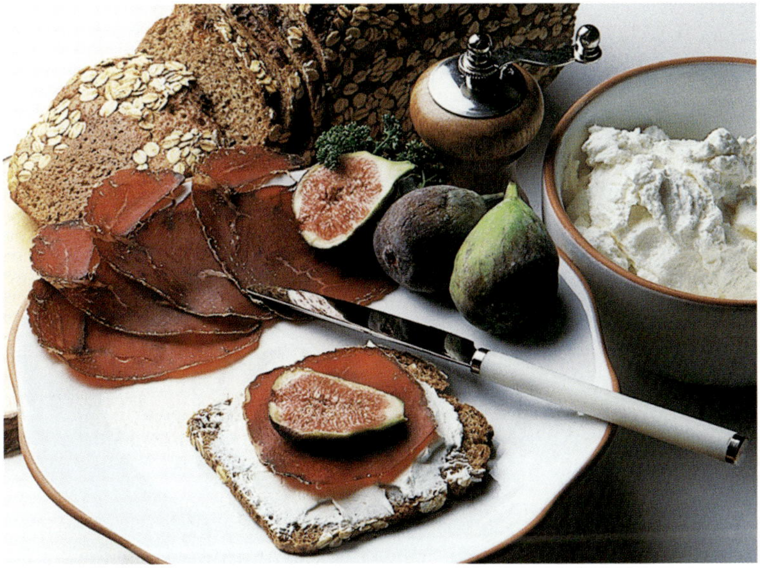

Bündnerfleisch gehört zu den fettärmsten Wurstsorten überhaupt.

Zwischenmahlzeiten – für den Stoffwechsel

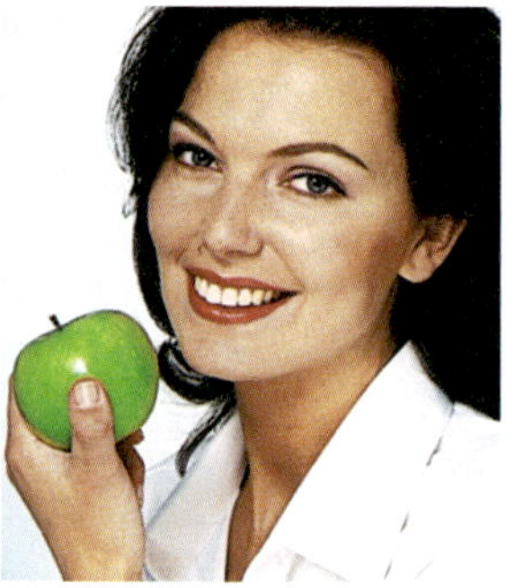

Mit frischem Obst zwischendurch halten Sie Ihren Blutzuckerspiegel ohne Zufuhr von vielen Kalorien konstant.

Wenn Sie Ihre Zwischenmahlzeit hübsch herrichten, verlieren Sie die Lust auf Süßes wie von selbst.

Nehmen Sie über den Tag verteilt fünf kleinere Mahlzeiten zu sich, so ist der Stoffwechsel ständig in Aktion, und der Blutzuckerspiegel fällt nicht so schnell ab. Das hilft Ihnen, den ganzen Tag leistungsfähig und fit zu bleiben. Und last but not least bekommen Sie nicht so schnell wieder Hunger, wenn Sie zwischen den Hauptmahlzeiten eine Kleinigkeit essen. Halten Sie sich an diese Regel nicht nur während der Diät, sondern möglichst auch danach.

Kleine Leckereien aus Obst, Gemüse und Joghurt

Aus diesem Kapitel können Sie sich pro Tag zwei Rezepte aussuchen, eines für den Vormittag und eines für den Nachmittag. Wenn Sie berufstätig sind, wählen Sie solche Zwischenmahlzeiten, die Sie leicht mit an den Arbeitsplatz nehmen können. Einige Gerichte aus diesem Kapitel eignen sich dafür hervorragend. Wenn Ihnen dies allerdings zu mühsam ist, können Sie auch auf Obst und Gemüse oder einen Becher Joghurt oder Dickmilch zurückgreifen. Von süßen Sachen sollten Sie möglichst die Hände lassen. Sie treiben den Blutzuckerspiegel zwar schnell in die Höhe, lassen ihn aber auch umso schneller wieder absacken, und das Hungergefühl ist dann stärker als zuvor. Außerdem enthält Süßes viele leere Kalorien.

An Obst und Gemüse eignet sich prinzipiell alles, was Sie roh essen können. Zum Mitnehmen bereiten Sie Gemüse essfertig zu und verpacken die Stücke in Frischhaltefolie. Greifen Sie bei Obst vor allem zu Sorten mit Schale, weil diese einen Transport in der Regel besser überstehen als beispielsweise empfindliche Beerenfrüchte. Das Obst waschen und zerteilen Sie am besten erst kurz vor dem Essen, denn Früchte trocknen schnell aus oder laufen braun an.

Zu diesem Obst- oder Gemüseimbiss können Sie einige Esslöffel Joghurt, Dickmilch, Kefir oder Quark essen sowie Milch oder Buttermilch trinken. Dies ist vor allem dann wichtig, wenn Gemüse oder Obst fettlösliche Vitamine enthalten, die vom Körper nur in Verbindung mit Fett aufgenommen werden können (beispielsweise bei Möhren das Provitamin A). Nachfolgend einige Vorschläge, was Sie aus Obst, Gemüse und Milchprodukten alles zaubern können.

Schokoriegel sind weitaus schlechtere Energielieferanten als die Werbung vorgibt. An Kalorien sparen sie dafür nicht.

Auch bei der Auswahl der Zwischenmahlzeit kann man Kalorien sparen: Bananen enthalten fast zehnmal so viel Kalorien wie die gleiche Menge Mandarinen.

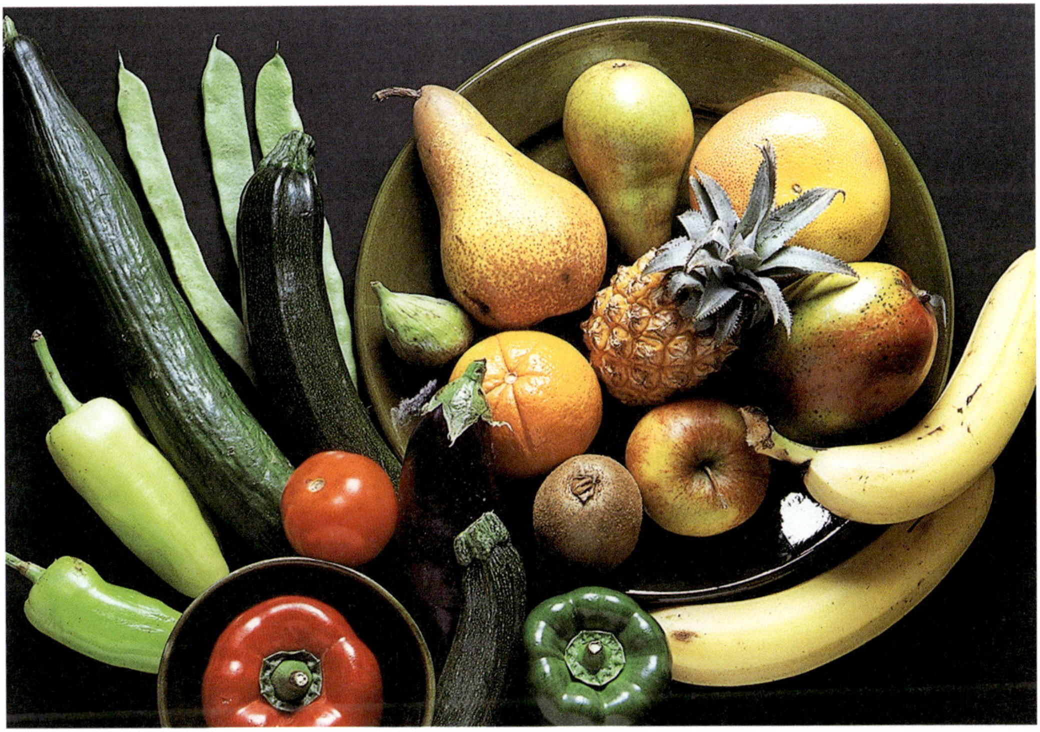

Beachten Sie, dass die Kalorienzahl immer pro Frucht angegeben ist. 100 Gramm Mango enthalten z. B. etwa gleich viel Kalorien wie 100 Gramm Nektarine, auch wenn die absoluten Werte etwas anderes nahe legen.

KALORIENGEHALT EINIGER OBSTSORTEN

Obstsorte (Gewicht brutto)	kcal (essbarer Anteil)	kJ (essbarer Anteil)
1 Apfel (ca. 100 g)	44	186
1/4 Ananas (ca. 250 g)	73	305
1 Aprikose, frisch (ca. 50 g)	22	93
1 Aprikose, getrocknet	13	56
1 Banane (ca. 200 g)	123	513
1 Birne (ca. 125 g)	65	274
100 g Brombeeren	54	224
1 Dattel, frisch (ca. 15 g)	37	157
1 Dattel, getrocknet	23	98
100 g Erdbeeren	32	136
1 Feige, frisch (ca. 50 g)	31	133
1 Feige, getrocknet	57	241
1 Grapefruit (ca. 250 g)	63	266
100 g Heidelbeeren	93	390
1/2 Honigmelone (ca. 250 g)	48	200
100 g Kirschen, sauer	57	237
100 g Kirschen, süß	60	253
100 g Johannisbeeren, rot	45	189
100 g Johannisbeeren, schwarz	58	242
1 Kiwi (ca. 50 g)	26	108
1 Mandarine (ca. 40 g)	14	58
1 Mango (ca. 250 g)	134	564
1 Nektarine (ca. 125 g)	69	289
1 Orange (ca. 150 g)	53	224
1 Papaya (ca. 200 g)	46	191
1 Pfirsich (ca. 125 g)	49	204
100 g Pflaumen	57	239
100 g Preiselbeeren	28	116
100 g Stachelbeeren	50	211
100 g Weintrauben, blau	73	307
100 g Weintrauben, weiß	76	317

HEIDELBEER-BUTTERMILCH

1 Heidelbeeren und Buttermilch im Mixer oder mit dem Pürierstab fein zerkleinern und mit Zimt würzen.
2 Die Heidelbeermilch gründlich durchrühren, in ein Glas geben und mit der Zitronenmelisse garnieren.

Je Portion
100 kcal • 423 kJ
5 g EW • 1 g F • 16 g KH

◆ ZUTATEN ◆
Für eine Portion
50 g Heidelbeeren
150 ml Buttermilch
1 Prise Zimt
Zitronenmelisse zum Garnieren

BANANENMILCH MIT INGWER

1 Die Banane schälen und in kleine Stücke schneiden. Die Bananenstücke mit der Milch im Mixer oder mit dem Pürierstab fein zerkleinern und mit dem Ingwerpulver würzen.
2 Die Bananenmilch in ein Glas füllen und mit der abgeriebenen Zitronenschale garnieren.

Je Portion
135 kcal • 565 kJ
6 g EW • 2 g F • 20 g KH

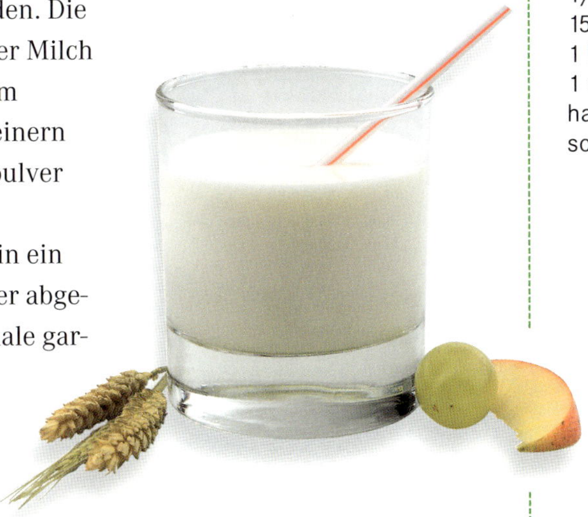

◆ ZUTATEN ◆
Für eine Portion
1/2 Banane
150 ml Milch
1 Prise Ingwerpulver
1 abgeriebene unbehandelte Zitronenschale zum Garnieren

APRIKOSEN-KEFIR

1 Die Aprikose waschen, halbieren und entsteinen. Die Hälften in kleine Würfel schneiden.
2 Den Kefir in eine kleine Schüssel geben und mit den Aprikosenwürfeln gründlich mischen.

Je Portion
98 kcal • 411 kJ
5 g EW • 2 g F • 10 g KH

◆ ZUTATEN ◆
Für eine Portion
1 Aprikose
150 g Kefir

♦ ZUTATEN ♦

Für eine Portion
1 unbehandelte Orange
150 g Dickmilch
Minze zum Garnieren

ORANGEN-DICKMILCH

1 Die Orange heiß abwaschen und trockenreiben. Etwas von der Schale mit einem Zestenreißer oder einer feinen Reibe abhobeln und zum Garnieren beiseite stellen.

2 Die Orange schälen, so dass auch die weiße Innenhaut vollständig entfernt ist. Die Filets aus den Häuten lösen, dabei den Saft auffangen.

3 Den Orangensaft mit der Dickmilch mischen und in eine kleine Schüssel geben. Die Filets untermischen. Die Dickmilch mit der Orangenschale bestreuen und mit Minzeblättchen garnieren.

Je Portion
124 kcal • 521 kJ
6 g EW • 2 g F • 17 g KH

♦ ZUTATEN ♦

Für eine Portion
150 g Cremequark (0,2%)
1 EL Schmand
1 TL Honig
1/2 rosa Grapefruit
1 kräftige Prise Zimt

QUARK MIT ROSA GRAPEFRUIT

1 Cremequark, Schmand und Honig glatt rühren.

2 Von der Grapefruit die Filets mit einem spitzen Löffel herauslösen und mit dem Saft, der sich dabei bildet, unter den Quark mengen. Den Quark in eine kleine Schüssel füllen und mit dem Zimt bestreuen.

Je Portion
239 kcal • 1005 kJ
20 g EW • 3 g F • 28 g KH

Der bittere Geschmack der Grapefruit ist nicht jedermanns Sache. Mit einem milden Quark lässt sich daraus aber ein Gericht zaubern, zu dem keiner mehr »nein« sagt.

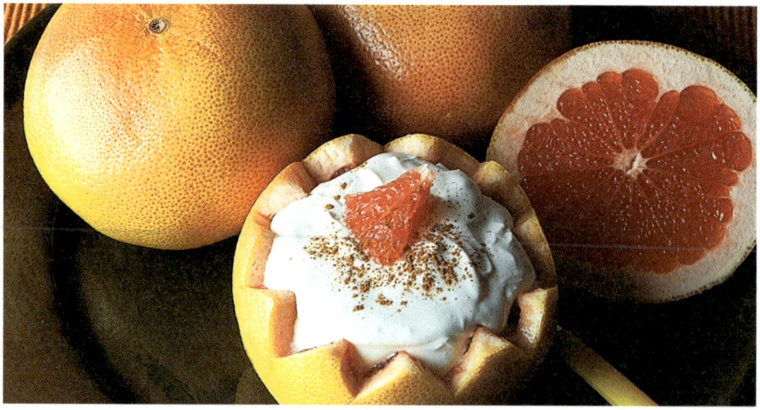

CAPPUCCINO-DICKMILCH

1 Die Dickmilch mit dem Cappuccinopulver verrühren und in eine kleine Schüssel füllen.
2 Die Dickmilch mit dem Zimt bestreuen und servieren.
Variante Statt Cappuccinopulver Instantschokolade nehmen und mit Ingwer würzen.

Je Portion
75 kcal • 317 kJ
6 g EW • 2 g F • 6 g KH

◆ ZUTATEN ◆

Für eine Portion
150 g Dickmilch
1 EL Instant-Cappuccinopulver
1 Prise Zimt

GEDÜNSTETE BANANE

1 Die Mandelblättchen in einer beschichteten Pfanne ohne Fett goldgelb rösten, dann herausnehmen und beiseite stellen.
2 Die Banane schälen und in einer beschichteten Pfanne mit dem Zitronensaft 1–2 Minuten dünsten.
3 Die Banane auf einem Teller anrichten, mit den Mandelblättchen bestreuen und mit dem Zimt gleichmäßig bestäuben.

Je Portion
151 kcal • 631 kJ
2 g EW • 2 g F • 27 g KH

◆ ZUTATEN ◆

Für eine Portion
1 TL Mandelblättchen
1 Banane
2 TL Zitronensaft
1 Prise Zimt

TOMATENSAFT

1 Die Tomaten waschen, trockenreiben und in den Entsafter geben. Den Saft mit Salz, Pfeffer und einer Prise Zucker pikant abschmecken.
2 Den Saft in ein Glas füllen, die Gurke dazu essen.
Tipp Wer's scharf mag, würzt den Saft mit Cayennepfeffer und rührt einige klein gehackte Kapern unter.

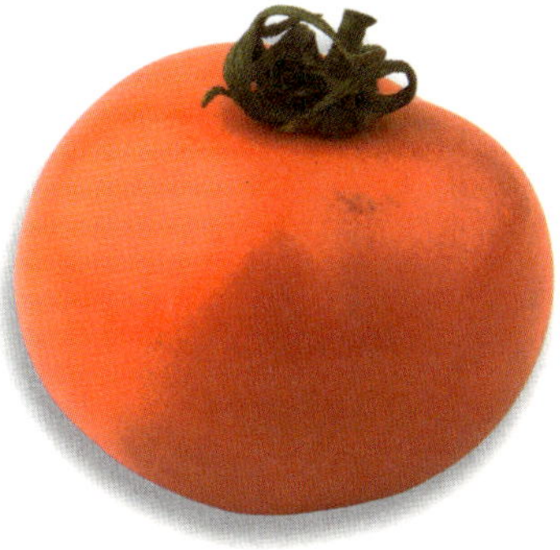

Je Portion
32 kcal • 133 kJ
1 g EW • 0 g F • 5 g KH

◆ ZUTATEN ◆

Für eine Portion
2 Tomaten
Salz, Pfeffer
Zucker
1 kleine Gewürzgurke

SELLERIE-APFEL-SAFT

ZUTATEN

Für eine Portion
100 g Sellerieknolle
1 Apfel
Etwas Zitronensaft
Selleriegrün zum Garnieren

1 Die Sellerieknolle und den Apfel in den Entsafter geben, den Saft in ein Glas füllen. Mit Zitronensaft würzen.
2 Das Selleriegrün waschen und in feine Streifen schneiden. Den Saft mit dem Grün garnieren.

Je Portion
67 kcal • 282 kJ
2 g EW • 1 g F • 12 g KH

MÖHREN-ANANAS-SAFT

ZUTATEN

Für eine Portion
1 Möhre
100 g Ananas
1 EL Sahne

1 Die Möhre unter fließendem Wasser gründlich waschen oder abschaben, die Ananas schälen. Beides in den Entsafter geben.
2 Die Sahne unterrühren und den Saft in ein Glas füllen.

Variante Sie können die Ananas durch eine Birne oder einen Apfel ersetzen.

Je Portion
114 kcal • 477 kJ
1 g EW • 5 g F • 14 g KH

SAUERKRAUT-APFEL-SALAT

ZUTATEN

Für eine Portion
100 g Sauerkraut aus der Dose
1 kleiner Apfel
1 EL Dickmilch
1 EL Zitronensaft
Salz, Pfeffer

1 Das Sauerkraut aus der Dose nehmen und mit einer Gabel zerpflücken. Den Apfel waschen, schälen und grob raspeln.
2 Die Dickmilch mit dem Zitronensaft verrühren. Sauerkraut, Apfel und Dickmilch in einer kleinen Schüssel gründlich miteinander vermengen. Den Salat dann mit Salz und Pfeffer kräftig abschmecken.

Variante Statt des Apfels schmeckt auch eine geraspelte Möhre in diesem Salat.
Tipp Mit Sauerkraut können Sie sich bei Magen-Darm-Problemen helfen und Ihre Darmflora nach der Einnahme von Antibiotika wieder aufbauen.

Je Portion
81 kcal • 342 kJ
2 g EW • 1 g F • 13 g KH

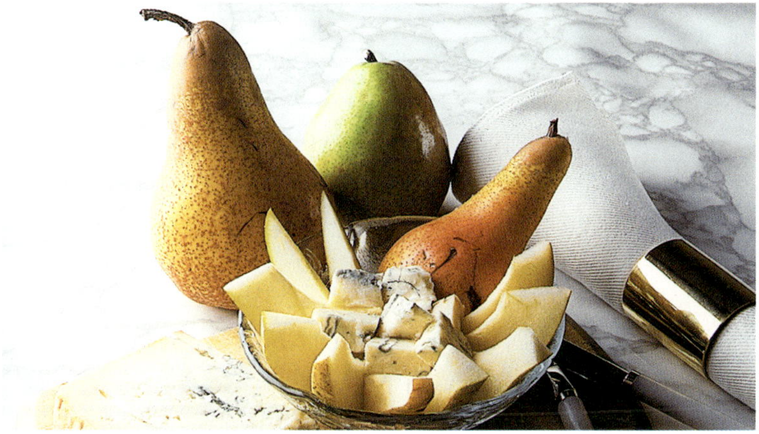

Den Käse-Birnen-Salat kann man auch gut Gästen als Snack anbieten.

KÄSE-BIRNEN-SALAT

1 Die Birne vierteln und das Kerngehäuse entfernen. Die Viertel in grobe Stifte schneiden, in eine kleine Schüssel geben und mit dem Zitronensaft beträufeln.

2 Den Gorgonzola in kleine Würfel schneiden und über den Birnen verteilen.

Variante Sie können die Birne durch zwei frische Feigen ersetzen. Diese waschen, würfeln und mit Zitronensaft beträufeln.

Je Portion
136 kcal • 572 kJ
7 g EW • 4 g F • 15 g KH

♦ ZUTATEN ♦

Für eine Portion
1 Birne
1 TL Zitronensaft
30 g Gorgonzola

RETTICH-GURKEN-SALAT

1 Den Rettich waschen, putzen und grob raspeln. Die Salatgurke schälen oder waschen und ebenfalls grob raspeln. Rettich und Gurke in einer Schüssel vermengen.

2 Gemüsebrühe, Essig und Öl verrühren, mit Salz und Pfeffer würzen. Das Dressing über den Salat geben und alles locker, aber gründlich miteinander vermengen.

Je Portion
70 kcal • 291 kJ
3 g EW • 4 g F • 3 g KH

♦ ZUTATEN ♦

Für eine Portion
1 kleiner Rettich
100 g Salatgurke
2 EL Gemüsebrühe
1 TL Essig
1 TL Öl
Salz, Pfeffer

TOMATENSALAT MIT FRÜHLINGSZWIEBEL

♦ ZUTATEN ♦

Für eine Portion
2 Tomaten
Salz, Pfeffer
1 Frühlingszwiebel
1 EL Gemüsebrühe
1 TL Balsamico-Essig
1 TL Olivenöl
1 TL scharfer Senf

1 Die Tomaten waschen und in Scheiben schneiden; auf einem Teller dachziegelartig anordnen, mit Salz und Pfeffer würzen. Die Frühlingszwiebel waschen, putzen und in sehr feine Ringe schneiden. Auf den Tomaten verteilen.

2 Die Gemüsebrühe mit dem Balsamico-Essig, dem Olivenöl und dem scharfen Senf verrühren, mit Salz und Pfeffer würzen. Den Salat mit diesem Dressing beträufeln.

Je Portion
83 kcal • 346 kJ
2 g EW • 5 g F • 5 g KH

BOHNENSALAT MIT TOMATENWÜRFELN

♦ ZUTATEN ♦

Für eine Portion
100 g grüne Bohnen
Salz
1 Tomate
1 kleine Zwiebel
2 EL Gemüsebrühe
1 TL Balsamico-Essig
1 TL Olivenöl
1 TL scharfer Senf
Pfeffer

1 Die Bohnen waschen, putzen und in mundgerechte Stücke schneiden. Reichlich Salzwasser zum Kochen bringen und die Bohnen darin in etwa 8 Minuten bissfest garen. Herausnehmen und eiskalt abschrecken.

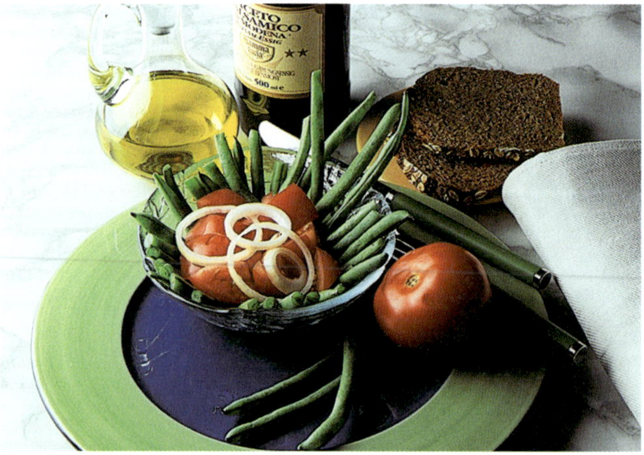

2 Die Tomate waschen und in kleine Würfel schneiden, dabei die Stielansätze entfernen. Die Zwiebel schälen und fein hacken. Bohnen, Tomaten und Zwiebel in einer kleinen Schüssel mischen.

3 Die Gemüsebrühe mit dem Balsamico-Essig, dem Olivenöl und dem Senf gründlich verrühren, mit Salz und Pfeffer würzen. Den Salat mit diesem Dressing begießen. Die Zutaten miteinander vermengen und etwa 30 Minuten zugedeckt ziehen lassen.

Je Portion
107 kcal • 445 kJ
4 g EW • 6 g F • 8 g KH

KNÄCKEBROT MIT LACHS

1 Das Knäckebrot mit dem Meerrettich bestreichen und mit dem Räucherlachs belegen.
2 Die saure Sahne als Klacks auf den Lachs setzen und mit dem Dill und der Zitronenscheibe garnieren.

Je Portion
120 kcal • 504 kJ
8 g EW • 6 g F • 7 g KH

◆ ZUTATEN ◆
Für eine Portion
1 Scheibe Sesamknäcke
1 TL Meerrettich
20 g Räucherlachs
1 TL saure Sahne
1 kleiner Zweig Dill
1/4 Zitronenscheibe

KNÄCKEBROT MIT SALAT UND ROASTBEEF

1 Das Knäckebrot mit dem Meerrettich bestreichen.
2 Die Salatblätter waschen, trockentupfen und das Brot damit belegen. Das Roastbeef auf den Salat legen und mit schwarzem Pfeffer aus der Mühle übermahlen.

Je Portion
160 kcal • 668 kJ
11 g EW • 8 g F • 7 g KH

◆ ZUTATEN ◆
Für eine Portion
1 Scheibe Vollkornknäcke
1 TL Meerrettich
1–2 schöne Blätter Salat (z. B. Eichblatt)
1 Scheibe Roastbeef
Pfeffer

MINZ-BROT MIT GURKE

1 Das Brot im Toaster hellgelb toasten und mit dem Schmand bestreichen. Die Minzeblättchen waschen, trockentupfen und auf dem Schmand verteilen.
2 Die Salatgurke waschen oder schälen und in feine Scheiben schneiden. Das Brot mit den Gurkenscheiben dachziegelartig belegen und mit Salz und Pfeffer würzen.
3 Das Brot mit einem scharfen Messer diagonal auseinander schneiden und die Hälften zusammenklappen.

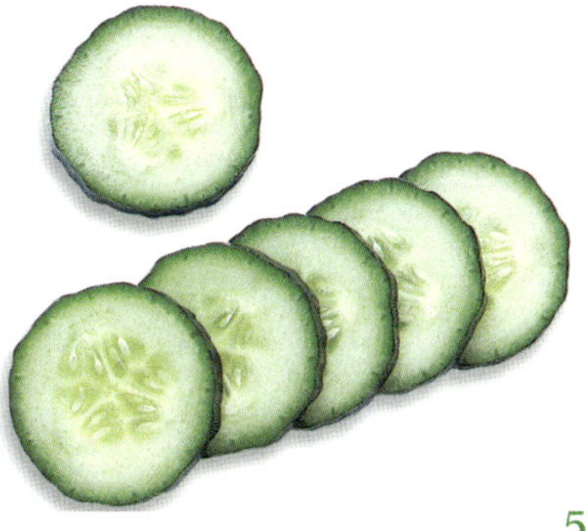

Je Portion
145 kcal • 609 kJ
3 g EW • 7 g F • 15 g KH

◆ ZUTATEN ◆
Für eine Portion
1 Scheibe Vollkorntoast
2 TL Schmand
Einige Minzeblättchen
1/4 Salatgurke
Salz, Pfeffer

Die Gurke verleiht den meisten Gerichten einen Hauch Frische.

Hauptmahlzeiten für mittags und abends

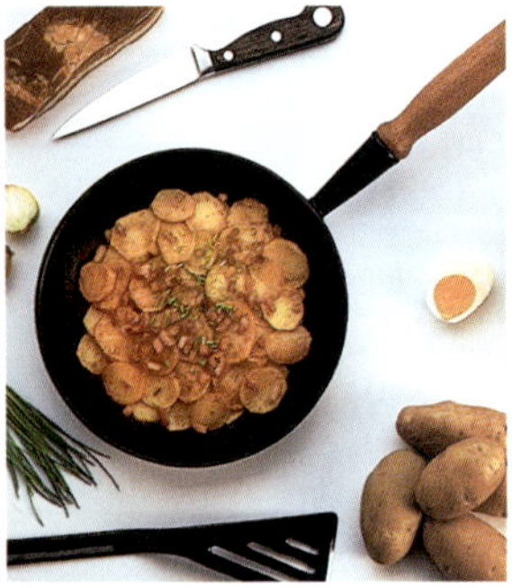

Zaubern Sie mittags und abends z. B. leckere Gerichte aus der Pfanne.

In diesem Kapitel finden Sie leckere Rezepte für Hauptmahlzeiten, die Sie zweimal am Tag, nämlich mittags und abends, zu sich nehmen können. Wählen Sie zwei Gerichte nach Ihrem Geschmack und nach Ihren Bedürfnissen. Wenn Sie berufstätig sind, eignet sich mittags vielleicht eher ein Salat, den Sie ohne große Probleme mit an den Arbeitsplatz nehmen können. Wer die Möglichkeit hat, sich im Büro etwas aufzuwärmen, wird sich unter Umständen für eine Suppe oder einen Eintopf entscheiden. Raffiniert kochen können Sie dann am Abend, wenn Sie wieder zu Hause sind.

Auch nach der Diät lohnt es sich, vorwiegend vegetarische Gerichte auf den Speiseplan zu setzen.

Ob Knuspriges aus der Pfanne, verführerisch Duftendes aus dem Backofen oder Raffiniertes aus dem Topf – sicher ist für jeden Geschmack und jede Gelegenheit ein passendes Gericht dabei. Wer gerne vegetarisch isst, kommt ebenso auf seine Kosten wie derjenige, der Fleisch oder Fisch gerne mag. Zwar überwiegen die vegetarischen Rezepte, denn mit ihnen lässt sich einfach leichter Fett sparen, doch finden Sie auch etliche mit Fisch oder Fleisch, die Sie etwa zweimal pro Woche einplanen sollten, denn Sie sollten auch während der Diät auf die Zufuhr von biologisch hochwertigem, tierischem Eiweiß achten. Außerdem enthalten Fisch und Fleisch Jod und B-Vitamine. Die Rezepte sind so raffiniert, dass sie sich sogar für die Gästebewirtung eignen. Und seien Sie unbesorgt: Keiner der Geladenen wird feststellen, dass es sich um ein Diätgericht handelt!

Kleine Gerichte und feine Salate

Viele Gerichte aus diesem Kapitel eignen sich vor allem für Berufstätige. Gerade Salate können in einer Schüssel problemlos von zu Hause mitgenommen werden, aber auch Waffeln und Kartoffelcreme sind dafür bestens geeignet. Die Rezepte sind so vielfältig, dass auch dann keine Langeweile aufkommt, wenn Sie die Diät über einen längeren Zeitraum planen – und die Zutaten sind überall zu bekommen.

KARTOFFEL-MÖHREN-WAFFELN

1 Die Kartoffeln schälen und mit einer Gabel sehr fein zerdrücken. Die Möhre schälen und sehr fein raspeln.

2 Das Ei trennen. Das Eiweiß mit einem Schneebesen steif schlagen. Das Eigelb mit Milch und Joghurt gründlich verrühren. Die Kartoffeln und die Möhrenraspel untermischen. Die Masse mit Salz und Pfeffer würzen.

3 Das Mehl mit dem Backpulver mischen und auf die Masse sieben. Den Eischnee darauf geben. Alles mit einem Schneebesen locker, aber gründlich vermischen.

4 Ein beschichtetes Waffeleisen erhitzen und leicht einfetten. Den Teig mit einem Löffel in das Waffeleisen geben und glatt streichen. Die Waffeln nach der Gebrauchsanweisung für das Eisen backen. Dann herausnehmen und sofort servieren.

Variante Statt der Möhrenraspel 2 Esslöffel geriebenen Parmesan unter die Kartoffelmasse mischen und mit einer kräftigen Prise Kreuzkümmel würzen.

Tipp Möhren enthalten reichlich Provitamin A, eine Vorstufe des Vitamins A, das im Körper nur zusammen mit Fett zu Vitamin A umgewandelt werden kann. Deshalb sollten Sie Möhrengerichten immer ein wenig Fett hinzufügen.

Je Portion

412 kcal • 1725 kJ

17 g EW • 10 g F • 55 g KH

♦ ZUTATEN ♦

Für eine Portion

Für den Teig

175 g fest kochende Kartoffeln, am Vortag gekocht

1 kleine Möhre

1 Ei

50 ml Milch

1 EL Joghurt

Salz, Pfeffer

50 g Mehl

1/2 TL Backpulver

1/2 TL Butterschmalz für das Waffeleisen

KARTOFFELCREME AUF VOLLKORNBROT

♦ ZUTATEN ♦

Für eine Portion
150 g vorwiegend fest kochende Kartoffeln
1 Schalotte
1 Knoblauchzehe
1 Frühlingszwiebel
1 TL Butter
2 EL saure Sahne
Salz, Pfeffer
6 Radieschen
1 Scheibe Vollkornbrot

1 Die Kartoffeln gründlich waschen und in einen Topf geben. Mit wenig Wasser in etwa 30 Minuten weich kochen. Dann abgießen, kalt abschrecken, schälen und noch heiß durch eine Kartoffelpresse drücken.

2 Die Schalotte und die Knoblauchzehe schälen und fein hacken. Die Frühlingszwiebel putzen, waschen und ebenfalls fein hacken. Schalotte, Knoblauch und Frühlingszwiebel mit der Kartoffelmasse, der Butter und der sauren Sahne vermischen. Salzen, pfeffern und zugedeckt 2–3 Stunden kalt stellen.

3 Die Radieschen waschen und in Scheiben schneiden. Das Brot mit der Kartoffelcreme bestreichen und mit den Radieschenscheiben belegen.

Je Portion
336 kcal/1410 kJ
10 g EW • 8 g F • 52 g KH

LABSKAUS AUF ANDREA'S ART

♦ ZUTATEN ♦

Für eine Portion
200 g mehlig kochende Kartoffeln
2 Schalotten
1 Scheibe Cornedbeef (ca. 30 g)
100 g Rote Bete aus dem Glas
Pfeffer

1 Die Kartoffeln schälen und in Würfel schneiden. Mit wenig Salzwasser zugedeckt bei schwacher Hitze etwa 15 Minuten garen.

2 Während die Kartoffeln garen, die Schalotten schälen und fein hacken. Das Cornedbeef in sehr kleine Würfel schneiden und in einer beschichteten Pfanne bei schwacher Hitze zerlassen. Die Schalotten hinzufügen und kurz mitbraten. Die Rote Bete abtropfen lassen.

3 Die weichen Kartoffeln durch die Kartoffelpresse drücken oder mit einem Kartoffelstampfer zerdrücken.

4 Die Kartoffeln mit dem Cornedbeef vermischen und mit Pfeffer würzen. Die Mischung anschließend auf einem Teller anrichten. Die Rote Bete getrennt dazu servieren.

Je Portion
251 kca • 1053kJ
10 g EW • 6 g F • 35 g KH

BUNTER KARTOFFELSALAT MIT EI

1 Das Ei in etwa 10 Minuten hart kochen.

2 Die Kartoffeln schälen, in Scheiben schneiden und in eine Schüssel geben.

3 Das Ei kalt abschrecken, dann pellen und in Viertel oder Achtel schneiden.

4 Die Gewürzgurke in kleine Würfel schneiden. Den Apfel schälen, vierteln, entkernen und die Viertel in feine Scheiben schneiden. Die Kirschtomaten waschen und halbieren. Die Frühlingszwiebeln waschen und in feine Ringe schneiden. Diese Zutaten zu den Kartoffeln in die Schüssel geben und alles locker vermengen.

5 Joghurt, Tomatenmark, Weißwein und Weißweinessig verrühren, mit Salz und Pfeffer abschmecken.

6 Das Dressing über den Salatzutaten in der Schüssel verteilen und alles vermengen.

7 Den Salat mit den Eivierteln und mit den Schnittlauchröllchen garnieren.

Je Portion

355 kcal • 1490 kJ

15 g EW • 8 g F • 45 g KH

♦ ZUTATEN ♦

Für eine Portion

1 Ei
150 g fest kochende Kartoffeln, am Vortag gekocht
1 Gewürzgurke
1 kleiner Apfel
10 Kirschtomaten
2 Frühlingszwiebeln
2 EL Joghurt
1 TL Tomatenmark
1 EL Weißwein
1 TL Weißweinessig
Salz, Pfeffer
1 EL Schnittlauchröllchen

KARTOFFEL-PFIRSICH-SALAT

1 Die Kartoffeln gründlich abbürsten und in wenig Wasser zugedeckt etwa 30 Minuten weich garen.

2 Die Kartoffeln abgießen, kalt abschrecken, noch heiß pellen und in Scheiben schneiden. Die Gemüsebrühe erhitzen und über die Kartoffelscheiben gießen. Die Kartoffeln zugedeckt etwa eine Stunde ziehen lassen.

3 Die Schalotte schälen und fein hacken. Olivenöl, Joghurt, Sahne, Zitronensaft, Salz und Pfeffer verrühren.

4 Den Pfirsich häuten, in Spalten schneiden und mit Kartoffeln, Schalotten und Marinade mischen.

Je Portion

323 kcal • 1354 kJ

7 g EW • 7 g F • 52 g KH

♦ ZUTATEN ♦

Für eine Portion

200 g fest kochende Kartoffeln
75 ml kräftige Gemüsebrühe
1 Schalotte
1 TL Olivenöl
2 EL Joghurt (1,5 %)
1 TL Sahne
1 EL Zitronensaft
Pfeffer, Salz
1 vollreifer Pfirsich

KARTOFFEL-LINSEN-SALAT MIT HÄHNCHENBRUST

♦ ZUTATEN ♦

Für eine Portion
2 EL rote Linsen
200 g fest kochende Kartoffeln
2 Frühlingszwiebeln
1 kleines Hähnchenbrustfilet (150 g)
1 EL fein geschnittener Schnittlauch
Salz, weißer Pfeffer
1 EL Gemüsebrühe
1 TL Himbeeressig
2 TL Olivenöl
1 Schalotte
1 EL saure Sahne
75 ml Gemüsebrühe

1 Die Linsen in etwa 10 Minuten al dente kochen. Die Kartoffeln waschen und mit der Schale in wenig Wasser 25–30 Minuten garen. Die Frühlingszwiebeln waschen, schälen und in feine Scheiben schneiden. Das Hähnchenbrustfilet waschen und trockentupfen.

2 Linsen und Kartoffeln abgießen. Die Kartoffeln kurz abkühlen lassen, dann in Scheiben schneiden.
Die Frühlingszwiebeln mit dem Schnittlauch, Kartoffeln und Linsen vermischen.

3 Für die Vinaigrette Salz, Pfeffer, Gemüsebrühe und Essig so lange verrühren, bis das Salz gelöst ist. Unter weiterem Rühren einen Teelöffel Olivenöl dazugießen. Die Schalotte schälen, würfeln und hinzufügen. Die Salatzutaten mit der Vinaigrette vermischen und warm halten.

4 Einen Teelöffel Öl in einer beschichteten Pfanne erhitzen. Die Hähnchenbrustfilets beidseitig kurz anbraten. Dann in etwa 15 Minuten fertig braten, mit Salz und Pfeffer würzen und in Folie gewickelt warm stellen.

5 Den Bratenfond mit Sahne und Brühe ablöschen und bei starker Hitze etwas einkochen lassen.

6 Den Salat auf einem Teller anrichten. Das Hähnchenbrustfilet in Scheiben schneiden, auf den Salat legen und mit der Sauce überziehen.

Je Portion
433 kcal • 1819 kJ
35 g EW • 13 g F • 49 g KH

KARTOFFELSALAT NIÇOISE

♦ ZUTATEN ♦

Für eine Portion
1 Ei
50 g Thunfisch
150 g Salatgurke
1/2 gelbe Paprikaschote

1 Das Ei in 8-10 Minuten hart kochen. Den Thunfisch abtropfen lassen.

2 Inzwischen die Gurke schälen und in Scheiben schneiden. Die Paprikaschote halbieren, putzen, waschen und in feine Streifen schneiden. Die Tomate waschen, in dünne Scheiben schneiden und dabei den Stielansatz entfernen. Die Zwiebel schälen und in Scheiben schneiden. Die Kartoffeln schälen und in Scheiben schneiden.

3 Das Ei kalt abschrecken, schälen und abkühlen lassen. Den Thunfisch mit zwei Gabeln zerpflücken.

4 Für die Sauce den Rotweinessig mit Salz, Pfeffer und dem Öl verrühren. Das Dressing mit Kartoffeln, Gurken, Paprika und Zwiebelringen in einer Schüssel mischen.

5 Ei, Thunfisch, Tomate und Kapern auf dem Salat anrichten. Mit den Oliven garnieren.

Tipp Ohne Thunfisch sparen Sie 7 Gramm Fett.

Je Portion

440 kcal • 1840 kJ

15 g EW • 20 g F • 42 g KH

1 Fleischtomate
1 kleine rote Zwiebel
200 g gekochte fest kochende Kartoffeln
1 TL Rotweinessig
Salz, Pfeffer
2 TL Olivenöl
3–4 schwarze Oliven

KARTOFFEL-APFEL-RUCOLA-SALAT

♦ ZUTATEN ♦

Für eine Portion

250 g fest kochende Kartoffeln
1 kleiner Apfel
2 Frühlingszwiebeln
1/2 Bund Rucola
Salz
1 EL Himbeeressig
1 EL Gemüsebrühe
1 TL Sonnenblumenöl
1 EL Joghurt
Schwarzer Pfeffer
1/2 EL Sonnenblumenkerne

1 Die Kartoffeln waschen und mit der Schale in wenig Wasser 25–30 Minuten garen.

2 Inzwischen den Apfel schälen, vierteln und vom Kerngehäuse befreien. Die Viertel in Würfel schneiden. Die Frühlingszwiebeln und den Rucola waschen und putzen. Die Frühlingszwiebeln in Scheiben schneiden, den Rucola zerpflücken.

3 Die Kartoffeln abgießen und kurz abkühlen lassen. Dann schälen, in kleine Würfel schneiden und mit den übrigen Salatzutaten in einer Schüssel mischen.

4 Aus Salz, Essig, Gemüsebrühe, Sonnenblumenöl, Joghurt und Pfeffer eine Marinade rühren. Die Salatzutaten mit der Marinade vorsichtig mischen und alles etwa eine Stunde ziehen lassen.

5 Die Sonnenblumenkerne in einer beschichteten Pfanne ohne Fett rösten, bis sie goldbraun sind und duften. Die Kerne dann grob hacken, den Salat damit bestreuen und servieren.

Je Portion

304 kcal • 1276 kJ

8 g EW • 9 g F • 42 g KH

KARTOFFEL-EIER-SALAT

◆ ZUTATEN ◆

Für eine Portion
250 g gekochte fest kochende Kartoffeln
1 hart gekochtes Ei
5–6 Radieschen
3 EL Joghurt (1,5% Fett)
2 TL Balsamico-Essig
1 TL Dijon-Senf
Salz, Pfeffer
1 TL Walnussöl
1 EL gehackte frische Kräuter (Petersilie, Schnittlauch, Basilikum)

1 Die Kartoffeln schälen und in etwa 2 Zentimeter große Würfel schneiden. Das Ei schälen und achteln. Die Radieschen gründlich waschen, putzen und in sehr feine Scheiben schneiden.

2 Den Joghurt mit dem Balsamico-Essig, dem Dijon-Senf, Salz, Pfeffer und dem Walnussöl verrühren.

3 Die Radieschen, die Kartoffeln und die Kräuter miteinander mischen. Die Salatsauce darüber gießen und alles vorsichtig vermengen.

4 Den Salat mit den Ei-Achteln garnieren und servieren.

Je Portion
340 kcal • 1430 kJ
15 g EW • 13 g F • 34 g KH

SIZILIANISCHER KARTOFFELSALAT

◆ ZUTATEN ◆

Für eine Portion
200 g gleich große, fest kochende Kartoffeln
2 kleine Äpfel
75 g Sellerieknolle
2 EL Crème fraîche
100 g Joghurt
1/2 EL Zitronensaft
Salz, Pfeffer
1 EL gehackte Walnüsse

1 Den Backofen auf 180 °C vorheizen. Die Kartoffeln waschen und abtrocknen. In einer feuerfesten Form in den Backofen (Mitte; Gas 2–3; Umluft 160 °C) schieben und etwa eine Stunde backen, bis sie weich sind. Die Kartoffeln noch warm schälen, dann abkühlen lassen.

2 Die kalten Kartoffeln in Scheiben schneiden. Die Äpfel schälen, vierteln und in Scheiben schneiden, dabei die Kerngehäuse entfernen. Den Sellerie schälen und grob raspeln. Diese Zutaten in einer Schüssel mischen.

2 Die Crème fraîche mit Joghurt und Zitronensaft verrühren. Die Sauce über die Salatzutaten geben und alles vorsichtig miteinander vermengen. Den Salat mit Salz und Pfeffer würzen und mit den gehackten Walnüssen bestreuen.

Tipp Sie können die Crème fraîche durch saure Sahne ersetzen. Das spart Fett und Kalorien, denn saure Sahne enthält nur 10 Prozent Fett.

Je Portion
410 kcal • 1724 kJ
12 g EW • 12 g F • 56 g KH

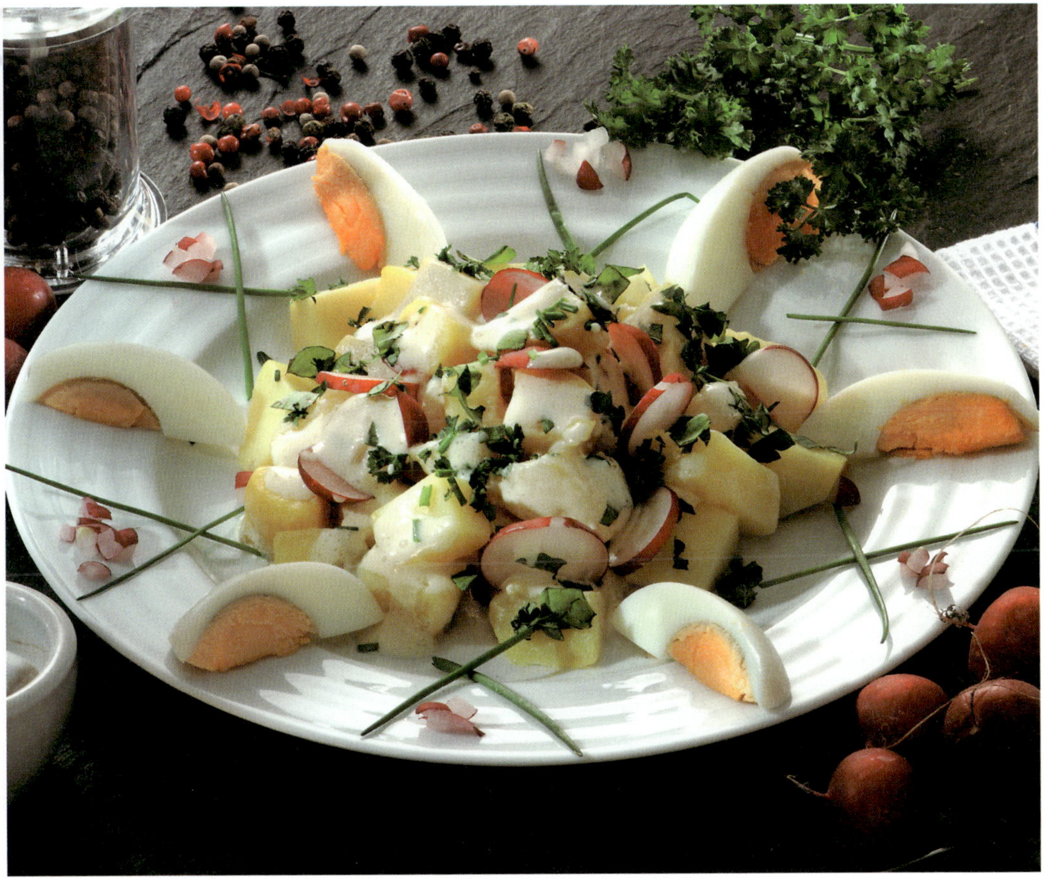

RETTICH-KARTOFFEL-SALAT

1 Die Kartoffeln waschen und mit der Schale in wenig Wasser 25–30 Minuten weich kochen. Dann abgießen und kurz abkühlen lassen.

2 Den Rettich waschen, schälen und fein raspeln. Die Schalotte schälen und in feine Ringe schneiden.

3 Die Kartoffeln schälen und grob zerdrücken. Mit dem Rettich, der Schalotte, dem Öl und dem Essig mischen, mit Salz und Pfeffer würzen.

Je Portion

287 kcal • 1200 kJ
6 g EW • 12 g F • 34 g KH

♦ ZUTATEN ♦

Für eine Portion
250 g fest kochende Kartoffeln
200 g Rettich
1 Schalotte
1–2 EL Olivenöl
2 TL Weißweinessig
Salz, Pfeffer

KARTOFFELSALAT MIT SENFSAUCE

♦ ZUTATEN ♦

Für eine Portion
250 g fest kochende Kartoffeln
1 Schalotte
1 EL Butter
1 TL Mehl
1 EL Senf
1 TL Zucker
1 Scheibe einer unbehandelten Zitrone
1/2 EL Balsamico-Essig
100 ml Wasser
Salz

1 Die Kartoffeln waschen und mit der Schale in wenig Wasser in 25–30 Minuten weich kochen. Die Kartoffeln abgießen, pellen und in Scheiben schneiden. Die Schalotte schälen und fein hacken.

2 Die Butter in einer Pfanne schmelzen lassen, die Schalotte darin glasig dünsten. Das Mehl dazugeben und goldgelb anschwitzen. Senf, Zucker, Zitronenscheibe, Balsamico-Essig und Wasser mischen; unter Rühren in die Pfanne gießen. Die Sauce köcheln lassen, bis sie cremig wird, dabei immer wieder umrühren.

3 Die Kartoffelscheiben in einer Schüssel mit der Sauce mischen. Den Salat etwa eine Stunde kalt stellen.

Je Portion
281 kcal • 1181 kJ
6 g EW • 9 g F • 40 g KH

KARTOFFEL-TOMATEN-SALAT

♦ ZUTATEN ♦

Für eine Portion
250 g fest kochende Kartoffeln
1 Fleischtomate
1 Frühlingszwiebel
1 Knoblauchzehe
1 Prise getrockneter Thymian
1 TL abgeriebene Schale von einer unbehandelten Zitrone
50 ml Gemüsebrühe
1 TL Aceto Balsamico
1 TL Olivenöl
Salz, Pfeffer

1 Die Kartoffeln waschen und mit der Schale in wenig Wasser in 25–30 Minuten weich kochen. Dann abgießen und kurz abkühlen lassen.

2 Die Tomate waschen und in Scheiben schneiden. Den Stielansatz entfernen. Die Frühlingszwiebel waschen, putzen und in feine Scheiben schneiden. Die Knoblauchzehe schälen und fein hacken.

3 Die Kartoffeln schälen und in Scheiben schneiden. Mit den Tomatenscheiben, dem Knoblauch, den Frühlingszwiebeln, dem Thymian und der Zitronenschale in einer Schüssel mischen. Die Gemüsebrühe erhitzen und über den Salat gießen. Den Salat zugedeckt etwa 15 Minuten ziehen lassen.

4 Balsamico-Essig und Olivenöl mischen; über den Salat gießen und alles vorsichtig vermischen. Mit Salz und Pfeffer würzen.

Je Portion
277 kcal • 1161 kJ
6 g EW • 6 g F • 46 g KH

KRÄUTER-KARTOFFELSALAT

1 Die Kartoffeln waschen und mit der Schale in wenig Wasser 20–30 Minuten garen. Das Ei in etwa 10 Minuten hart kochen, dann abgießen und mit kaltem Wasser abschrecken.

2 Die Kartoffeln abgießen, etwas abkühlen lassen und in nicht zu feine Scheiben schneiden. Die Fleischbrühe erhitzen. Die Kartoffeln damit übergießen und kurz durchziehen lassen.

3 Den Essig mit Salz, Pfeffer, Senf und Öl vermischen.

4 Die Zwiebel schälen, in kleine Würfel schneiden und mit der Marinade und den Kräutern über die Kartoffeln geben. Alles vorsichtig miteinander vermischen. Das Ei schälen. Die Radieschen waschen und putzen. Das Ei und die Radieschen in Scheiben schneiden und den Salat damit garnieren.

Je Portion

336 kcal • 1411 kJ

14 g EW • 14 g F • 32 g KH

◆ ZUTATEN ◆

Für eine Portion

250 g fest kochende Kartoffeln
1 Ei
75 ml Fleischbrühe
1 EL Weißweinessig
Salz
Schwarzer Pfeffer
1 TL mittelscharfer Senf
1 TL Öl
1 kleine Zwiebel
1 EL fein gehackte Kräuter (Petersilie, Schnittlauch, Kerbel, Dill)
4–5 Radieschen

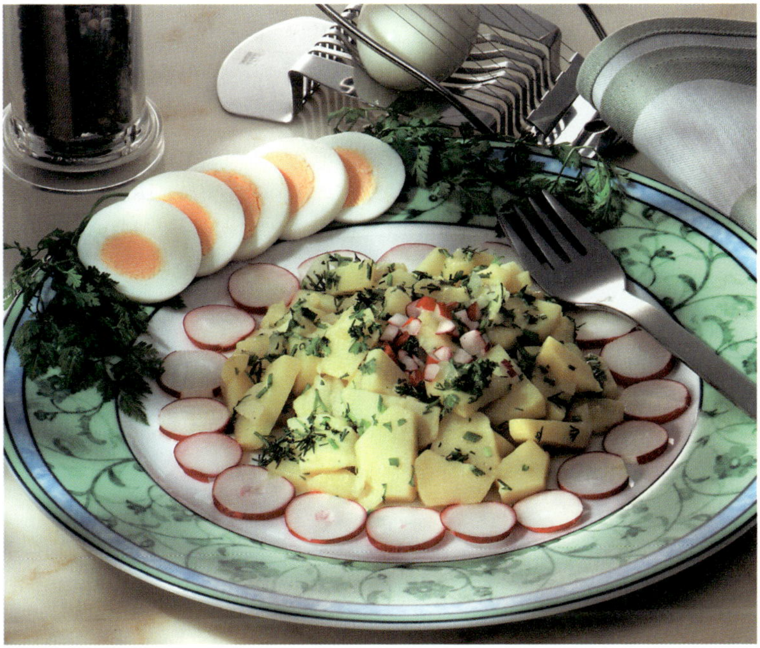

Kräuter sind nicht nur etwas fürs Auge und den Gaumen. Sie sind auch kalorienarme Vitamin- und Mineralstoffträger.

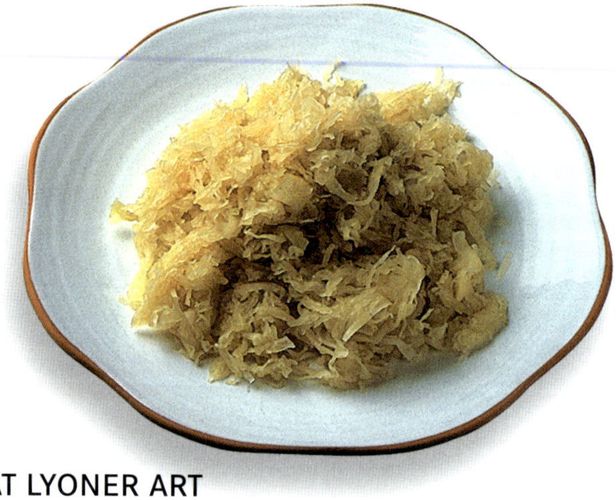

Sauerkraut entschlackt den Körper und führt ihm reichlich Vitalstoffe zu.

◆ ZUTATEN ◆

Für eine Portion
200 g fest kochende Kartoffeln
2 Möhren
1/4 Sellerieknolle
Salz
4 mit Paprika gefüllte Oliven
2 Sardellenfilets (ca. 10 g)
1 Schalotte
2 TL Kapern
1 TL Sonnenblumenöl
2 EL Gemüsebrühe
1 TL Weißweinessig
1 Prise Zucker
Pfeffer
1 TL fein gehackte Petersilie
1 TL fein gehackter Estragon
1 TL fein gehackter Kerbel
1 TL fein gehackter Thymian

SALAT LYONER ART

1 Die Kartoffeln unter fließendem Wasser gründlich abbürsten; dann mit der Schale in wenig Wasser bei schwacher Hitze zugedeckt in etwa 30 Minuten weich garen.

2 Eine Möhre ebenfalls gründlich waschen und schaben oder schälen. Den Sellerie waschen und schälen. Möhre und Sellerie in getrennten Töpfen in wenig Salzwasser zugedeckt etwa 25 Minuten garen.

3 Kartoffeln, Möhre und Sellerie abgießen und kalt abschrecken. Dann lauwarm abkühlen lassen.

4 Die Oliven in Scheiben und die Sardellenfilets in feine Streifen schneiden.

5 Die Schalotte schälen und fein hacken. Die Kapern ebenfalls fein hacken. Das Sonnenblumenöl mit der Gemüsebrühe und dem Weißweinessig verrühren, mit Salz, Zucker und Pfeffer würzen. Die Schalotte, die Kapern und die Kräuter unterrühren.

6 Die Kartoffeln schälen und in Würfel schneiden. Die zweite Möhre und den Sellerie ebenfalls in Würfel schneiden. Das Gemüse in einer Schüssel mischen. Die Marinade darüber verteilen und alles vorsichtig vermengen.

Je Portion
375 kcal • 1053 kJ
10 g EW • 6 g F • 35 g KH

KARTOFFEL-SAUERKRAUT-SALAT

1 Die Kartoffeln schälen und würfeln. Das Sauerkraut mit einer Gabel auflockern und klein schneiden. Die Gurke in feine Scheiben schneiden.

2 Den Schinken ohne Fettrand in Würfel schneiden. In einer beschichteten Pfanne ohne Fett leicht rösten.

3 Gemüsebrühe, Öl, Essig verrühren, mit Salz und Pfeffer würzen. Kartoffeln, Sauerkraut und Gurke vermengen. Schinken darüber verteilen.

Je Portion
230 kcal • 970 kJ
10 g EW • 6 g F • 29 g KH

♦ ZUTATEN ♦

Für eine Portion
150 g fest kochende Kartoffeln, am Vortag gekocht
150 g Sauerkraut aus der Dose
1 Gewürzgurke
1 Scheibe magerer Schinken
2 EL Gemüsebrühe
1 TL Öl
1 TL Weißweinessig
Salz, Pfeffer

KARTOFFEL-BRUNNENKRESSE-SALAT MIT MEERRETTICHSAUCE

1 Die Kartoffeln gründlich abbürsten und mit der Schale in wenig Wasser, zugedeckt, bei schwacher Hitze in etwa 30 Minuten weich kochen.

2 Die Brunnenkresse in stehendem Wasser waschen, dann abtropfen lassen.

3 Das Ei in etwa 10 Minuten hart kochen.

4 Die Kartoffeln abgießen, kalt abschrecken und lauwarm abkühlen lassen. Das Ei ebenfalls kalt abschrecken und pellen.

5 Die Gemüsebrühe mit dem Meerrettich und dem Joghurt verrühren. Die Marinade mit Salz und Pfeffer würzen.

6 Die Kartoffeln schälen und in Scheiben schneiden. Mit der Brunnenkresse in einer Schüssel locker vermengen. Die Marinade über die Salatzutaten geben und alles nochmals vorsichtig, aber gründlich mischen. Mit Salz und Pfeffer würzen.

7 Das hart gekochte Ei in Achtel schneiden und den Salat damit garnieren. Den Schnittlauch waschen, trockentupfen und über den Salat streuen.

Je Portion
290 kcal • 1218 kJ
14 g EW • 8 g F • 37 g KH

♦ ZUTATEN ♦

Für eine Portion
200 g fest kochende Kartoffeln
1 Handvoll Brunnenkresse
1 Ei
2 EL Gemüsebrühe
1 TL geriebener Meerrettich
1 EL Joghurt (1,5%)
Salz, Pfeffer
1/4 Bund Schnittlauch

KARTOFFEL-SELLERIE-SALAT MIT MATJES

♦ ZUTATEN ♦

Für eine Portion
250 g fest kochende Kartoffeln
1 Frühlingszwiebel
2 Stangen Sellerie
1 kleiner Apfel
1 kleines Matjesfilet (etwa 100 g)
50 ml Gemüsebrühe
1 TL Weißweinessig
1 TL Sonnenblumenöl
1 TL Senf
1 TL Sahne
Salz, Pfeffer

Matjessalat – der »Katerkiller«.

1 Die Kartoffeln waschen und mit der Schale in wenig Wasser 25–30 Minuten garen.

2 Während die Kartoffeln garen, die Frühlingszwiebel waschen, putzen und in dünne Ringe schneiden. Den Sellerie waschen und in feine Streifen schneiden. Das Selleriegrün beiseite legen. Den Apfel schälen, vierteln und das Kerngehäuse entfernen. Die Apfelviertel quer in feine Scheiben schneiden. Das Matjesfilet kalt abwaschen, trockentupfen und in mundgerechte Stücke schneiden.

3 Die Kartoffeln abgießen und kurz abkühlen lassen. Dann schälen, in Würfel schneiden und in eine Schüssel geben.

4 Die Gemüsebrühe aufkochen lassen. In einer kleinen Schüssel mit dem Essig, dem Öl, dem Senf und der Sahne gut verquirlen. Über die Kartoffeln gießen und alles gründlich mischen. Frühlingszwiebel, Sellerie, Apfel und Matjesfilet hinzufügen, mit Salz und Pfeffer würzen und alles vorsichtig vermengen. Den Salat bei Zimmertemperatur mindestens eine Stunde ziehen lassen.

5 Den Salat mit dem beiseite gelegten Selleriegrün garnieren und servieren.

Tipp Dazu schmeckt eine Scheibe Vollkornbrot oder Pumpernickel.

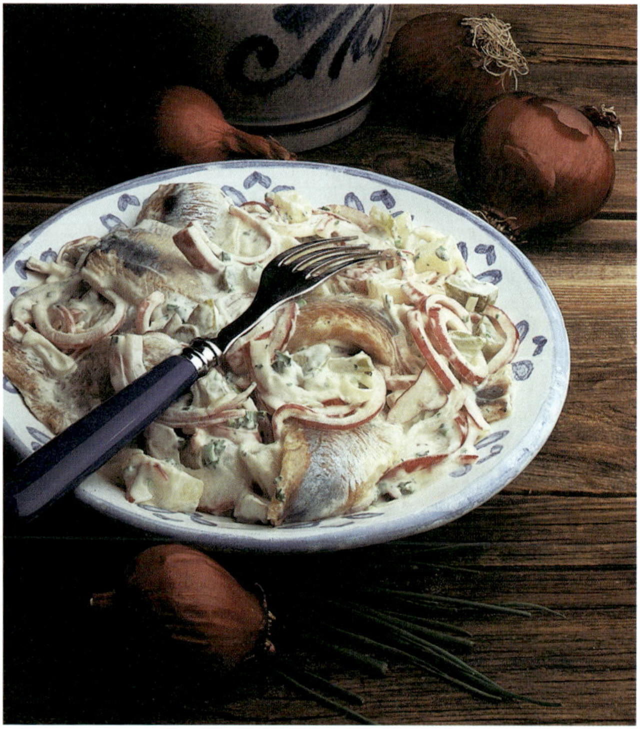

Je Portion
400 kcal • 1672 kJ
17 g EW • 15 g F • 42 g KH

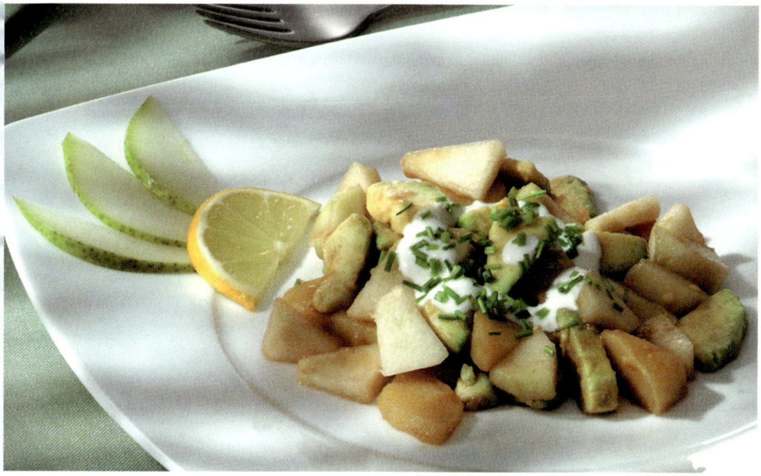

Zitronensaft gibt Gerichten mit Avocado nicht nur eine feine und frische Note, auch die typische Braunfärbung des Avocadofruchtfleisches durch Stehen an der Luft wird dadurch vermieden.

KARTOFFEL-AVOCADO-SALAT MIT BIRNE

1 Die Kartoffeln waschen und mit der Schale in wenig Wasser 25–30 Minuten garen, abgießen und kurz abkühlen lassen, dann schälen und in Scheiben schneiden.

2 Die Avocado der Länge nach halbieren und den Kern entfernen. Eine Avocadohälfte für ein anderes Gericht in Folie wickeln und kalt stellen, die andere Hälfte nochmals längs halbieren, schälen und längs in Spalten schneiden. Die Birne schälen, vierteln und dabei das Kerngehäuse entfernen. Die Viertel quer in Scheiben schneiden. Kartoffel-, Avocado- und Birnenscheiben auf einem Teller anrichten und mit dem Zitronensaft beträufeln.

3 Balsamico-Essig, Salz und Pfeffer verrühren. Den Salat damit begießen und etwa eine Stunde ziehen lassen.

4 Saure Sahne und Joghurt miteinander verrühren und über den Kartoffel-Avocado-Salat gießen. Den Schnittlauch waschen, trockentupfen, in feine Röllchen schneiden und über den Salat streuen.

Je Portion
474 kcal • 1990 kJ
9 g EW • 15 g F • 50 g KH

◆ ZUTATEN ◆

Für eine Portion
200 g fest kochende Kartoffeln
1/2 Avocado
1 Birne
1 EL Zitronensaft
1 EL Balsamico-Essig
Salz
Schwarzer Pfeffer
1 EL saure Sahne
2 EL Joghurt
1/2 Bund Schnittlauch

KARTOFFEL-SPINAT-SALAT

◆ ZUTATEN ◆

Für eine Portion

250 g fest kochende Kartoffeln
1 Handvoll frischer junger Spinat
2 Frühlingszwiebeln
1 kleiner Rettich
50 g saure Sahne
2 EL fettarmer Joghurt
2 TL Zitronensaft
1 Knoblauchzehe
1 EL fein geschnittener Schnittlauch
Salz, Pfeffer

1 Die Kartoffeln waschen und mit der Schale in wenig Wasser in 25–30 Minuten weich garen.

2 Den Spinat gründlich waschen, verlesen, abtropfen lassen und in feine Streifen schneiden. Die Frühlingszwiebeln waschen, putzen und in feine Ringe schneiden. Den Rettich grob raspeln.

3 Saure Sahne, Joghurt und Zitronensaft verrühren. Den Knoblauch schälen und dazupressen. Den Schnittlauch unterrühren, mit Salz und Pfeffer würzen.

4 Die Kartoffeln abgießen, kalt abschrecken, schälen und in nicht zu dünne Scheiben schneiden. Die Kartoffeln mit dem Dressing mischen. Den Salat mindestens eine Stunde kalt stellen.

Je Portion
300 kcal • 1255 kJ
13 g EW • 7 g F • 41 g KH

KARTOFFEL-EICHBLATT-SALAT

◆ ZUTATEN ◆

Für eine Portion

250 g fest kochende Kartoffeln
2 Frühlingszwiebeln
100 ml Gemüsebrühe
1 TL scharfer Senf
1 TL Weißweinessig
Salz, Pfeffer
1 TL Sonnenblumenöl
1/4 Kopf Eichblattsalat

1 Die Kartoffeln waschen und mit der Schale in wenig Wasser in etwa 25–30 Minuten weich kochen.

2 Die Frühlingszwiebeln waschen, putzen und in feine Ringe schneiden. Die Brühe erhitzen. Mit Senf, Essig, Salz, Pfeffer und Öl verrühren.

3 Die Kartoffeln abgießen, kalt abschrecken und etwas abkühlen lassen; dann schälen und in Scheiben schneiden. Noch warm in einer Schüssel mit der heißen Brühe und den Frühlingszwiebeln mischen. Den Salat mindestens 30 Minuten durchziehen lassen.

4 Den Eichblattsalat gründlich waschen und trockenschwenken. Die Salatblätter dann in mundgerechte Stücke teilen.

6 Die Salatblätter locker unter den Kartoffelsalat mischen.

Je Portion
221 kcal • 930 kJ
6 g EW • 7 g F • 32 g KH

KARTOFFEL-RUCOLA-SALAT

1 Die Kartoffeln waschen. Mit der Schale in wenig Wasser 20–30 Minuten garen.

2 Inzwischen den Rucola waschen, die harten Stiele abzupfen und die Blätter abtropfen lassen. Die Hälfte der Rucola-Blätter in sehr feine Streifen schneiden.

3 Die Gemüsebrühe erhitzen, dann vom Herd nehmen. Öl, Essig, Salz, Pfeffer und die Rucolastreifen unterrühren.

4 Die Kartoffeln abgießen und kurz abkühlen lassen; dann in Scheiben schneiden. Die warmen Kartoffelscheiben mit der Rucola-Vinaigrette mischen und etwa eine Stunde zugedeckt ziehen lassen.

5 Die Radieschen waschen, putzen und in feine Scheiben schneiden. Die Tomaten waschen und vierteln. Den Kartoffelsalat mit den Radieschen, den Tomaten und dem übrigen Rucola dekorativ auf einem Teller anrichten und servieren.

Tipp Dazu passt ein Vollkornbrötchen oder ein Stück Vollkornbaguette.

Je Portion

293 kcal • 1230 kJ

7 g EW • 6 g F • 47 g KH

♦ ZUTATEN ♦

Für eine Portion

250 g fest kochende Kartoffeln
1/4 Bund Rucola
50 ml Gemüsebrühe
1/2 EL Olivenöl
2 TL Balsamico-Essig
Salz
Weißer Pfeffer
4 Radieschen
4 Kirschtomaten

MEXIKANISCHER KARTOFFELSALAT

1 Die Kartoffeln schälen und in Würfel schneiden.

2 Die Paprikaschote waschen, putzen und klein würfeln.

3 Die Chilischote waschen, putzen und in feine Ringe schneiden. Mais und Bohnen abtropfen lassen.

4 Alle diese Zutaten in einer Schüssel mischen.

5 Die Gemüsebrühe mit dem Olivenöl verrühren, nach Belieben mit Salz und Pfeffer würzen. Dieses Dressing über den Salat verteilen und alles vorsichtig, aber gründlich vermengen.

Je Portion

440 kcal • 1843 kJ

20 g EW • 3 g F • 77 g KH

♦ ZUTATEN ♦

Für eine Portion

200 g fest kochende gekochte Kartoffeln
1/2 rote Paprikaschote
1 kleine rote Chilischote
75 g Mais aus dem Glas
75 g Kidneybohnen aus dem Glas
3 EL Gemüsebrühe
1 TL Olivenöl
Salz, Pfeffer

Alles aus einem Topf

Lieben Sie Suppen? Dann können Sie Ihre Diät sehr abwechslungsreich gestalten. Eine Kartoffelsuppe lässt sich beispielsweise ganz rustikal nach Bauernart zubereiten oder raffiniert à la Gourmet. Suppen haben außerdem einen unschlagbaren Vorteil: Sie schmecken als Vorspeise, Zwischenmahlzeit oder sogar als Hauptgericht. Darüber hinaus nehmen wir mit ihnen reichlich Flüssigkeit auf, die wir ja während der Diät besonders benötigen. Wenn Ihnen übrigens das Vielerlei im Eintopf lieber ist, so finden Sie sicherlich etwas Passendes unter den nachfolgenden Rezepten.

KARTOFFELSUPPE MIT KÄSE-CROÛTONS

♦ ZUTATEN ♦

Für eine Portion
200 g mehlig kochende Kartoffeln
1 Schalotte
1 Knoblauchzehe
1 TL Butter
300 ml Gemüsebrühe
1 Scheibe Vollkorntoastbrot
1 EL geriebener Gouda (30%)
1 EL saure Sahne
Salz
Schwarzer Pfeffer
Geriebene Muskatnuss

1 Die Kartoffeln schälen und in kleine Würfel schneiden. Die Schalotte und die Knoblauchzehe schälen und fein hacken.

2 Die Butter in einem beschichteten Topf erhitzen. Schalotte und Knoblauch darin bei schwacher Hitze glasig dünsten. Die Kartoffelwürfel dazugeben und die Gemüsebrühe angießen. Alles zugedeckt etwa 20 Minuten köcheln lassen.

3 Das Toastbrot mit dem Käse bestreuen und unter dem vorgeheizten Grill kurz überbacken, bis der Käse eben anfängt zu schmelzen.

4 Die Suppe mit dem Pürierstab fein pürieren. Die saure Sahne unterrühren, mit Salz, Pfeffer und Muskat würzen.

5 Das Toastbrot in kleine Würfel schneiden und in einen tiefen Teller geben. Die Suppe darüber verteilen.

Tipp Dazu passt ein kalorienreduziertes Wiener Würstchen oder ein gegrilltes Hähnchenbrustfilet. Die Suppe lässt sich prima einfrieren. Bereiten Sie also ruhig eine größere Portion davon zu.

Je Portion
430 kcal • 1806 kJ
15 g EW • 11 g F • 61 g KH

KARTOFFELSUPPE MIT HÄHNCHENBRUST

1 Das Hähnchenbrustfilet kalt abspülen, trockentupfen und in etwa 2 Zentimeter große Würfel schneiden. Die Kartoffeln waschen, schälen und in kleine Würfel schneiden. Die Möhre schälen und in feine Scheiben schneiden. Die Schalotte schälen und fein hacken. Den Knoblauch schälen.

2 Das Öl in einem beschichteten Topf erhitzen. Das Hähnchenbrustfilet darin rundum anbraten, dann herausnehmen und zugedeckt beiseite stellen. Die Schalotte, die Kartoffel und die Möhre in den Topf geben, den Knoblauch dazupressen und alles unter Rühren andünsten.

3 Dann die Gemüsebrühe angießen und aufkochen lassen. Die Suppe mit Salz, Pfeffer, Muskat und Thymian würzen und bei schwacher Hitze etwa 15 Minuten köcheln lassen.

4 Die Sahne mit der Speisestärke verrühren, unter die Suppe mischen und einmal aufkochen lassen. Das Hähnchenbrustfilet in den Topf geben und die Suppe bei schwacher Hitze noch etwa 5 Minuten köcheln lassen.

5 Die Petersilie zum Schluss unter die Suppe mischen. Diese in einen vorgewärmten Teller geben und servieren.

Je Portion

263 kcal • 1103 kJ

21 g EW • 8 g F • 23 g KH

♦ ZUTATEN ♦

Für eine Portion

75 g Hähnchenbrustfilet
200 g fest kochende Kartoffeln
1 Möhre
1 Schalotte
1 Knoblauchzehe
1 TL Öl
250 ml Gemüsebrühe
Salz, Pfeffer
Geriebene Muskatnuss
1 Prise getrockneter Thymian
1 EL Sahne
1/2 TL Speisestärke
1 EL gehackte Petersilie

KARTOFFEL-RADICCHIO-SUPPE

1 Den Radicchio waschen,und abtropfen lassen. Die Kartoffel schälen und würfeln. Die Schalotte schälen und fein hacken. Die Knoblauchzehe schälen. Die Radicchioblätter in feine Streifen schneiden, einige beiseite legen.

2 Die Schalotte in einem beschichteten Topf mit zerlassener Butter glasig dünsten. Den Knoblauch dazupressen. Radicchio und Kartoffelwürfel hinzufügen und mitdünsten. Das Mehl darüber stäuben und kurz anschwitzen lassen.

♦ ZUTATEN ♦

Für eine Portion

1 Kopf Radicchio
1 große mehlig kochende Kartoffel
1 Schalotte
1 Knoblauchzehe
1 TL Butter
1 TL Mehl
250 ml Gemüsebrühe

2 EL Sahne
Salz, Pfeffer
1 EL geriebener Parmesan

3 Anschließend die Gemüsebrühe angießen und die Suppe zugedeckt etwa 20 Minuten bei schwacher Hitze garen.
4 Zum Schluss die Sahne unterrühren und das Ganze mit Salz und Pfeffer pikant abschmecken. Die Suppe in einem vorgewärmten Teller servieren, mit dem Parmesan bestreuen und mit den beiseite gestellten Radicchiostreifen garnieren.

Je Portion
263 kcal • 1103 kJ
13 g EW • 11 g F • 25 g KH

KARTOFFEL-SPARGEL-SUPPE

♦ ZUTATEN ♦

Für eine Portion
200 g vorwiegend fest kochende Kartoffeln
1 Schalotte
1 Knoblauchzehe
1 TL Butter
300 ml Gemüsebrühe
150 g grüner Spargel
1 Tomate
Salz
Weißer Pfeffer
1 TL fein gehackte Petersilie

1 Die Kartoffeln schälen und würfeln. Die Schalotte und den Knoblauch schälen und fein hacken.
2 Die Butter in einem Topf erhitzen. Die Schalotte und den Knoblauch darin glasig dünsten. Die Kartoffeln dazugeben und kurz mitdünsten. Die Gemüsebrühe angießen. Die Suppe zugedeckt etwa 15 Minuten köcheln lassen.
3 Inzwischen den Spargel im unteren Drittel schälen. Die Enden abschneiden und die Stangen in etwa 3 Zentimeter lange Stücke schneiden. Die Tomate mit kochendem Wasser überbrühen und kurz darin ziehen lassen. Dann kalt abschrecken und häuten. Das Fruchtfleisch würfeln, dabei die Stielansätze sorgfältig entfernen.
4 Die Kartoffeln im Topf pürieren. Die Suppe mit Salz und Pfeffer würzen. Den Spargel hinzufügen und die Suppe zugedeckt weitere 8 Minuten garen, bis die Spargelstücke bissfest sind.
5 Die Tomatenwürfel hinzufügen und kurz erwärmen. Die Suppe mit Petersilie bestreuen und servieren.
Tipp Dazu passen hervorragend 2 Scheiben Vollkornbaguette.

Je Portion
294 kcal • 1235 kJ
9 g EW • 7 g F • 45 g KH

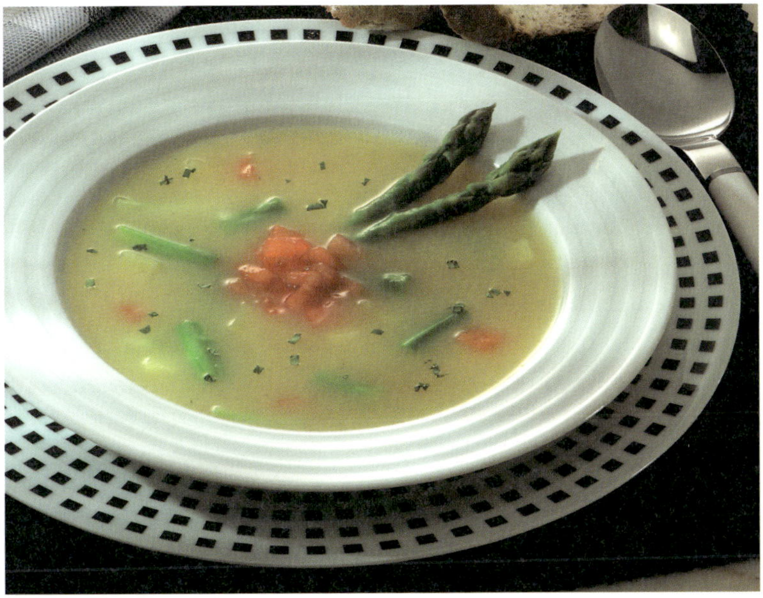

Kartoffelsuppe erhält durch frischen Spargel einen besonders feinen Geschmack.

KARTOFFEL-CURRY-SUPPE

1 Die Kartoffeln waschen, schälen und würfeln. Den Brokkoli waschen und in Röschen teilen. Die Schalotte schälen und fein hacken.

2 Die Butter in einem Topf erhitzen. Die Schalotte darin glasig dünsten. Die Kartoffeln, den Brokkoli und die Gemüsebrühe hinzufügen. Alles aufkochen lassen, mit Salz und Currypulver würzen und zugedeckt bei schwacher Hitze etwa 20 Minuten garen.

3 Inzwischen die Sesamsamen in einer Pfanne ohne Fett goldgelb rösten. Dann beiseite stellen.

4 Die Suppe mit einem Pürierstab pürieren. 1/2 Esslöffel Sahne und den Zitronensaft untermischen.

5 Die Suppe in einen vorgewärmten Teller geben. Die restliche Sahne als Klacks in die Mitte geben. Mit den Schnittlauchröllchen und den Sesamsamen bestreuen.

Je Portion

297 kcal • 1240 kJ

10 g EW • 10 g F • 37 g KH

♦ ZUTATEN ♦

Für eine Portion

150 g mehlig kochende Kartoffeln
100 g Brokkoli
1 Schalotte
1 TL Butter
300 ml Gemüsebrühe
Salz
1 TL Currypulver
1 TL Sesamsamen
1 1/2 EL Sahne
1 TL Zitronensaft
1 TL gehackter Schnittlauch

KARTOFFELSUPPE MIT STOCKFISCH UND TOMATEN

◆ ZUTATEN ◆

Für eine Portion
50 g Stockfisch
1 kleine rote Chilischote
1 Knoblauchzehe
200 g fest kochende Kartoffeln
2 Tomaten
1 TL Olivenöl
300 ml Gemüsebrühe
Einige Zweige glatte Petersilie
Salz, Pfeffer

1 Den Stockfisch zwei Tage wässern, das Wasser alle 12 Stunden erneuern.

2 Dann den gewässerten Fisch von den restlichen Gräten befreien und in kleine Würfel schneiden.

3 Die Chilischote waschen, putzen und in feine Ringe schneiden. Den Knoblauch schälen und fein hacken. Die Kartoffeln waschen, schälen und in Würfel schneiden. Die Tomaten kreuzweise einritzen, mit kochendem Wasser übergießen und kurz darin ziehen lassen. Dann kalt abschrecken und in kleine Würfel schneiden, dabei die Stielansätze und die Kerne entfernen.

4 Das Olivenöl in einem Topf erhitzen. Die Chilischote und den Knoblauch darin bei schwacher Hitze andünsten. Die Kartoffel-, die Tomaten- und die Fischwürfel hinzufügen und alles bei schwacher Hitze zugedeckt etwa 10 Minuten dünsten.

5 Dann die Gemüsebrühe angießen und die Suppe zugedeckt bei schwacher Hitze weitere 20 Minuten kochen lassen.

6 Inzwischen die Petersilienstängel waschen und trockentupfen. Die Blättchen abzupfen und fein zerkleinern.

7 Die fertige Suppe mit Salz und Pfeffer abschmecken und mit der Petersilie bestreuen.

Je Portion
459 kcal • 1928 kJ
46 g EW • 9 g F • 40 g KH

GEMÜSEBRÜHE MIT KARTOFFELKLÖSSCHEN

◆ ZUTATEN ◆

Für eine Portion
1 Möhre
2 Stangen Sellerie
1 kleine Petersilienwurzel
400 ml Gemüsebrühe

1 Die Möhre schälen und in Scheiben schneiden. Den Sellerie waschen, putzen und in feine Streifen schneiden. Die Petersilienwurzel schälen und in kleine Würfel schneiden.

2 Die Gemüsebrühe erhitzen und das vorbereitete Gemüse hineingeben. Bei schwacher Hitze zugedeckt etwa 25 Minuten kochen lassen, bis das Gemüse weich ist.

3 Inzwischen die Kartoffeln waschen, schälen und auf der Rohkostreibe fein raspeln. Die Raspel in einem Tuch fest ausdrücken. Mit dem Mehl, den Semmelbröseln und etwas Salz vermengen.
4 In einem Topf Salzwasser zum Kochen bringen. Aus der Kartoffelmasse etwa kirschgroße Klößchen formen. Die Klößchen in dem leicht siedenden Wasser in etwa 10 Minuten gar ziehen lassen.
5 Die Zwiebel schälen und fein hacken. Die Butter in einer beschichteten Pfanne erhitzen und die Zwiebel darin goldgelb braten. Den Schnittlauch waschen, trockentupfen und in sehr feine Röllchen schneiden.
6 Die fertigen Klößchen aus dem Wasser heben und in die Gemüsebrühe geben. Die Suppe mit Salz und Pfeffer abschmecken. Die geröstete Zwiebel auf die Suppe geben, die Schnittlauchröllchen darüber streuen.

Je Portion
353 kcal • 1476 kJ
12 g EW • 6 g F • 57 g KH

250 g mehlig kochende Kartoffeln
1 1/4 EL Mehl
1 1/4 EL Semmelbrösel
Salz
1 kleine Zwiebel
1 TL Butter
Pfeffer
1/4 Bund Schnittlauch

KARTOFFELSUPPE MIT EI

1 Die Kartoffeln waschen, schälen und auf der Rohkostreibe fein raspeln.
2 Die Kartoffelraspel mit dem Ei vermengen. Die Masse mit Salz, Pfeffer und Muskatnuss würzen.
3 Die Gemüsebrühe kurz aufkochen lassen. Die Kartoffel-Eier-Masse hineingeben und die Suppe zugedeckt ungefähr 10 Minuten kochen lassen.
4 Inzwischen den Schnittlauch waschen, trockentupfen und in feine Röllchen schneiden. Die Suppe mit Salz und Pfeffer würzen, mit dem Schnittlauch bestreuen und servieren.

Tipp Frische Kräuter helfen Salz sparen.

Je Portion
256 kcal • 1074 kJ
12 g EW • 9 g F • 27 g KH

♦ ZUTATEN ♦
Für eine Portion
150 g mehlig kochende Kartoffeln
1 Ei
Salz, Pfeffer
Geriebene Muskatnuss
300 ml Gemüsebrühe
1/2 Bund Schnittlauch

KARTOFFELSUPPE MIT RINDFLEISCH

◆ ZUTATEN ◆

Für eine Portion
100 g mageres Rindfleisch (am besten aus der Hochrippe)
1 kleine Zwiebel
1 kleines Lorbeerblatt
1 Gewürznelke
400 ml Gemüsebrühe
200 g fest kochende Kartoffeln
100 g TK-Suppengrün
1 TL fein gehackter Majoran
2 TL fein gehackte Petersilie
1 TL fein gehackter Kerbel
Salz, Pfeffer

1 Das Rindfleisch unter fließendem kaltem Wasser kurz abspülen und in mundgerechte Würfel teilen. Die Zwiebel halbieren und in einer Pfanne ohne Fett mit den Schnittflächen nach unten hellbraun rösten. Das Lorbeerblatt mit der Nelke an der Zwiebel feststecken.

2 Die Gemüsebrühe zum Kochen bringen. Das Fleisch und die Zwiebel hineingeben und alles knapp unter dem Siedepunkt etwa 15 Minuten garen.

3 Inzwischen die Kartoffeln schälen und in Würfel schneiden. Mit dem Suppengemüse zum Fleisch geben und alles weitere 30 Minuten garen, bis die Kartoffeln und das Gemüse weich sind.

4 Kurz vor dem Servieren die Kräuter unterrühren. Die Suppe mit Salz und Pfeffer abschmecken und servieren.

Variante Statt mit Rindfleisch können Sie die Suppe auch mit magerem Hähnchenbrustfilet oder mit Putenlyoner zubereiten. Diese müssen Sie nicht vorgaren, wodurch sich die Garzeit um etwa 15 Minuten verkürzt.

Je Portion
394 kcal • 1655 kJ
30 g EW • 9 g F • 41 g KH

KARTOFFEL-BOHNEN-SUPPE MIT WEISSKOHL

◆ ZUTATEN ◆

Für eine Portion
50 g weiße Bohnenkerne
Salz
Gemüsebrühe (Instant)
Je 1/2 rote und grüne Paprikaschote
200 g vorwiegend fest kochende Kartoffeln
1/4 Kopf Weißkohl
1 Tomate

1 Die Bohnenkerne in eine Schüssel geben, mit 1/2 Liter kalten Wasser übergießen und über Nacht zugedeckt einweichen lassen.

2 Am nächsten Tag die Bohnenkerne mit dem Einweichwasser aufkochen lassen. Mit Salz und Gemüsebrühe würzen. Dann die Hitze reduzieren und die Bohnen bei schwacher Hitze zugedeckt etwa 30 Minuten kochen lassen.

3 Die Paprikaschoten waschen, putzen und in kleine Würfel schneiden. Die Kartoffeln waschen, schälen und in Würfel schneiden. Den Weißkohl waschen und in feine Streifen schneiden.

4 Paprikaschoten, Kartoffeln und Weißkohl zu den Bohnen geben und alles weitere 30 Minuten bei schwacher Hitze kochen lassen.

5 Kurz vor dem Servieren die Tomate kreuzweise einritzen, mit kochendem Wasser überbrühen und kurz darin ziehen lassen. Die Tomate dann häuten und in kleine Würfel schneiden; dabei auch die Kerne entfernen. Den Schinken ohne Fettrand würfeln.

6 Die Petersilie, den Schinken und die Tomaten in die Suppe geben. Mit Salz und Pfeffer würzen und servieren.

Je Portion
443 kcal • 1860 kJ
27 g EW • 3 g F • 69 g KH

1 Scheibe magerer Schinken
1 EL fein gehackte Petersilie
Salz, Pfeffer

KARTOFFEL-PETERSILIEN-SUPPE

1 Die Kartoffeln waschen, schälen und in Würfel schneiden. Die Möhre schälen und in Scheiben schneiden.

2 Die Schalotte und den Knoblauch schälen und fein hacken. Das Olivenöl erhitzen. Knoblauch und Schalotte darin andünsten. Kartoffeln und Möhren zufügen und kurz mitdünsten. Die Gemüsebrühe angießen und die Suppe zugedeckt etwa 20 Minuten bei schwacher Hitze kochen lassen, bis Kartoffeln und Möhren weich sind.

3 Inzwischen die Petersilie waschen, trockentupfen und fein zerkleinern.

4 Die Suppe mit dem Pürierstab durchmixen. Die Petersilie hinzufügen. Die Suppe mit Salz und Pfeffer würzen und servieren.

Je Portion
298 kcal • 1254 kJ
8 g EW • 8 g F • 47 g KH

◆ ZUTATEN ◆

Für eine Portion
250 g mehlig kochende Kartoffeln
1 Möhre
1 Schalotte
1 Knoblauchzehe
1 TL Olivenöl
400 ml Gemüsebrühe
1 Bund glatte Petersilie
Salz, Pfeffer

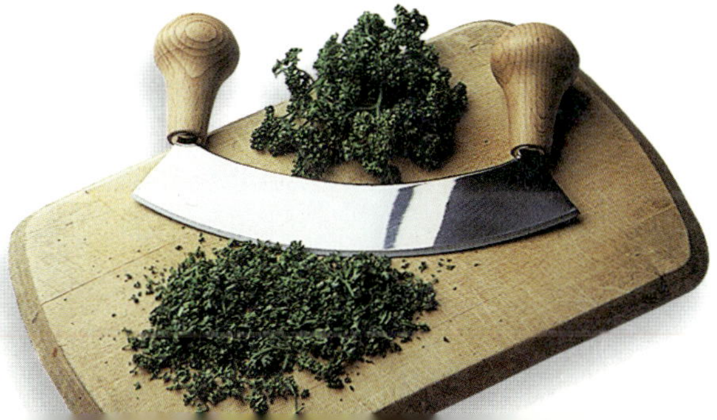

Petersilie enthält wenig Kalorien, dafür viel Eisen.

KARTOFFELKNÖDELSUPPE

◆ ZUTATEN ◆

Für eine Portion
1/4 Bund Petersilie
200 g gekochte fest kochende Kartoffeln
1 TL weiche Butter
1 kleines Ei
Salz, Pfeffer
Geriebene Muskatnuss
350 ml Gemüsebrühe
1/2 Bund Schnittlauch

1 Die Petersilie waschen und trockentupfen. Die Blättchen abzupfen und fein zerkleinern.

2 Die Kartoffeln schälen und fein reiben. Die Kartoffelraspel mit der Butter, dem Ei und der Petersilie vermengen. Die Masse mit Salz, Pfeffer und einem Hauch Muskatnuss abschmecken.

3 Die Gemüsebrühe zum Kochen bringen. Aus dem Kartoffelteig mit bemehlten Händen etwa walnussgroße Klößchen formen.

4 Diese Klößchen anschließend in die heiße, jedoch nicht mehr kochende Gemüsebrühe geben und darin etwa 10 Minuten lang ziehen lassen.

5 Den Schnittlauch waschen, trockentupfen und in feine Röllchen schneiden. Die fertige Suppe damit bestreuen, in den vorgewärmten Teller geben und servieren.

Je Portion
317 kcal • 1335 kJ
13 g EW • 11 g F • 35 g KH

KARTOFFEL-KOHLRABI-CREMESUPPE MIT KRESSE UND TOMATEN

◆ ZUTATEN ◆

Für eine Portion
200 g mehlig kochende Kartoffeln
200 g junger Kohlrabi
300 ml Gemüsebrühe
1 Tomate
Salz, Pfeffer
1 EL Sahne
1/2 Beet Kresse

1 Die Kartoffeln waschen, schälen und in kleine Würfel schneiden. Den Kohlrabi schälen und in feine Stifte schneiden. Die zarten Kohlrabiblättchen beiseite legen.

2 Die Gemüsebrühe zum Kochen bringen. Kartoffeln und Kohlrabi hineingeben und die Suppe zugedeckt bei schwacher Hitze etwa 20 Minuten kochen lassen.

3 Inzwischen die Tomate kreuzweise einschneiden, mit kochendem Wasser überbrühen und kurz darin ziehen lassen. Die Tomate dann häuten und in kleine Würfel schneiden. Dabei die Stielansätze und die Kerne entfernen.

4 Die Kartoffel-Kohlrabi-Suppe mit dem Pürierstab fein pürieren und mit Salz und

Pfeffer würzen. Die Sahne unterrühren.

5 Die Kresse unter fließendem kalten Wasser abbrausen und vom Beet schneiden. Die Kresse und die Tomatenwürfel kurz vor dem Servieren unter die Suppe rühren.

Je Portion

239 kcal • 1004 kJ

9 g EW • 5 g F • 35 g KH

KARTOFFEL-LINSEN-SUPPE MIT APRIKOSEN

1 Die Pinienkerne in einer beschichteten Pfanne ohne Fett hellgelb rösten, dann beiseite stellen.

2 Die Linsen in ein Sieb geben, abbrausen und abtropfen lassen. Die Kartoffeln waschen, schälen und in kleine Würfel schneiden. Die Aprikosen waschen, halbieren, entsteinen und ebenfalls in kleine Würfel schneiden.

3 Den Ingwer schälen und sehr fein hacken. Die Butter in einem Topf erhitzen und den Ingwer darin andünsten. Den Curry darüber stäuben und ebenfalls kurz anschwitzen lassen. Linsen, Kartoffeln und Aprikosen hinzufügen und alles kurz durchrühren.

4 Die Gemüsebrühe und den Weißwein angießen und einmal aufkochen lassen. Die Suppe dann zugedeckt bei schwacher Hitze etwa 20 Minuten kochen lassen, bis die Kartoffeln und das Gemüse weich sind.

5 Die fertige Suppe mit Salz und Pfeffer abschmecken und servieren.

Je Portion

518 kcal • 2175 kJ

20 g EW • 10 g F • 72 g KH

♦ ZUTATEN ♦

Für eine Portion

2 TL Pinienkerne
50 g rote Linsen
200 g fest kochende Kartoffeln
2 Aprikosen
1 cm frische Ingwerwurzel
1 TL Butter
1/2 TL Curry
1/4 l Gemüsebrühe
50 ml trockener Weißwein
Salz, Pfeffer

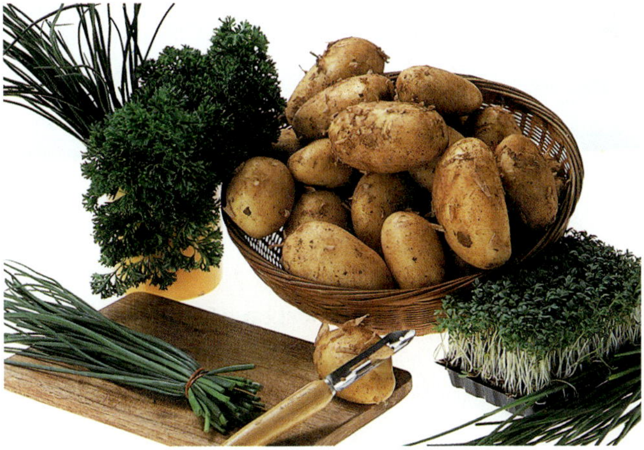

KARTOFFELCREMESUPPE MIT MUSCHELN UND BANANE

◆ ZUTATEN ◆

Für eine Portion
300 g Miesmuscheln
1 Bund Suppengrün
1 Knoblauchzehe
2 Schalotten
100 ml Weißwein
400 ml Gemüsebrühe
250 g mehlig kochende Kartoffeln
Salz, Pfeffer
1 TL Curry
1/2 Banane
1 EL Sahne

1 Die Muscheln unter fließendem kaltem Wasser gründlich abbürsten. Bereits geöffnete Muscheln wegwerfen, sie sind verdorben.

2 Das Suppengrün waschen und wenn nötig putzen, dann in kleine Stücke schneiden. Den Knoblauch schälen. Die Schalotten schälen und fein hacken.

3 Den Weißwein mit der Gemüsebrühe, dem Suppengemüse, dem Knoblauch und den Schalotten in einen Topf geben und aufkochen lassen.

4 Die Muscheln hineingeben und bei mittlerer Hitze garen, bis sie sich öffnen.

5 Während die Muscheln garen, die Kartoffeln waschen, schälen und in kleine Würfel schneiden.

6 Die fertigen Muscheln aus dem Sud heben und abtropfen lassen. Nicht geöffnete Muscheln wegwerfen, sie sind verdorben. Die Muscheln aus den Schalen lösen und zugedeckt beiseite stellen.

7 Den Muschelsud durch ein feines Sieb gießen. 300 Milliliter von dem Sud abgießen und mit den Kartoffelwürfeln zum Kochen bringen. Die Suppe mit Salz, Pfeffer und Curry würzen und zugedeckt bei schwacher Hitze etwa 20 Minuten garen, bis die Kartoffeln weich sind.

8 Die Suppe dann mit dem Pürierstab fein pürieren. Mit Salz und Pfeffer abschmecken. Die Banane schälen und in feine Scheiben schneiden.

9 Kurz vor dem Servieren die Sahne unter die Suppe rühren. Die Bananenscheiben hineingeben und kurz erhitzen. Die Suppe dann servieren.

Tipp Wem der Aufwand mit frischen Muscheln zu groß ist, nimmt tiefgekühlte Muscheln oder solche aus dem Glas. Dann brauchen Sie nur 50 Milliliter Weißwein und 1/4 Liter Gemüsebrühe.

Je Portion
534 kcal • 2240 kJ
30 g EW • 8 g F • 72 g KH

KARTOFFEL-SAFRAN-SUPPE MIT FISCHEINLAGE

1 Die Kartoffeln waschen, schälen und in kleine Würfel schneiden. Mit dem Fischfond in einen Topf geben und alles zum Kochen bringen.

2 Die Suppe mit Safran, Fenchel, Salz und Pfeffer würzen und zugedeckt bei schwacher Hitze etwa 10 Minuten garen.

3 Inzwischen die Zuckerschoten waschen und putzen. Das Seezungenfilet in Würfel schneiden, mit dem Zitronensaft beträufeln und mit Salz und Pfeffer würzen.

4 Die Tomate kreuzweise einschneiden, mit kochendem Wasser überbrühen und kurz darin ziehen lassen; dann häuten und in kleine Würfel schneiden, dabei den Stielansatz und die Kerne entfernen.

5 Das Fischfilet und die Zuckerschoten nach 10 Minuten in die Suppe geben und alles zugedeckt weitere 10 Minuten ziehen lassen.

6 Das Basilikum waschen und trockentupfen. Die Blättchen in feine Streifen schneiden.

7 Zum Schluss die Tomatenwürfel in die Suppe geben und kurz darin erwärmen. Die Suppe mit dem Basilikum bestreuen und servieren.

Je Portion

511 kcal • 2136 kJ
34 g EW • 8 g F • 63 g KH

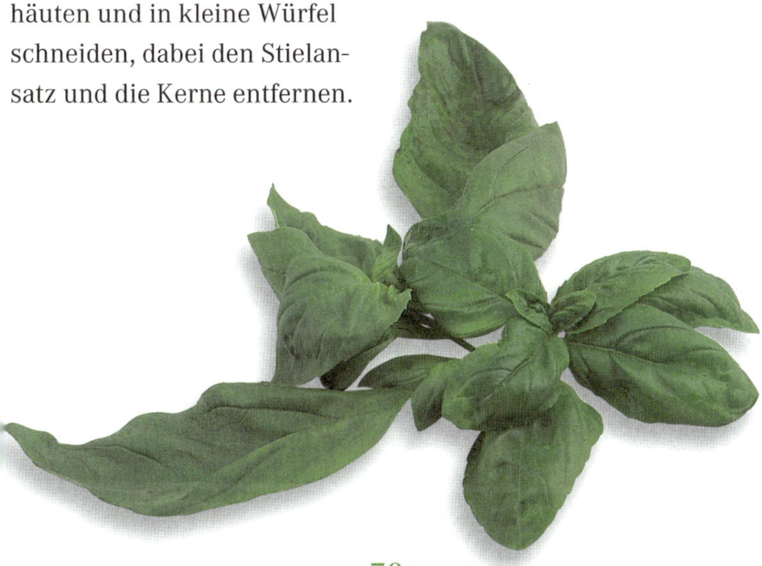

♦ ZUTATEN ♦

Für eine Portion
200 g fest kochende Kartoffeln
400 ml Fischfond (aus dem Glas)
1 Msp. Safran
1 Msp. Fenchelsamen
Salz, Pfeffer
100 g Zuckerschoten
100 g Seezungenfilet
1 TL Zitronensaft
1 Tomate
2 Stiele Basilikum

KARTOFFEL-KRABBEN-SUPPE

♦ ZUTATEN ♦

Für eine Portion
250 g mehlig kochende Kartoffeln
300 ml Gemüsebrühe
1 Eigelb
50 g Nordmeerkrabben
Salz, Pfeffer
1 EL Sahne
1 TL gehackter Dill zum Bestreuen

1 Die Kartoffeln waschen, schälen und in Würfel schneiden. Die Brühe mit den Kartoffelwürfeln erhitzen und etwa 25 Minuten bei schwacher Hitze köcheln lassen.

2 Die Suppe durch ein Sieb streichen oder mit dem Stabmixer pürieren. Nochmals aufkochen lassen, dann vom Herd nehmen und mit dem Eigelb legieren. Die Suppe jetzt nicht mehr kochen lassen, sonst gerinnt das Eigelb.

3 Die Krabben in der Suppe kurz erwärmen. Die Suppe mit Salz und Pfeffer würzen, die Sahne unterrühren und den Dill darüber streuen. Sofort servieren.

Je Portion
337 kcal • 1419 kJ
18 g EW • 11 g F • 37 g KH

KARTOFFEL-MÖHREN-SUPPE MIT BASILIKUM

♦ ZUTATEN ♦

Für eine Portion
150 g mehlig kochende Kartoffeln
1 Möhre (etwa 100 g)
1 Schalotte
1 TL Öl
300 ml Gemüsebrühe
10 Basilikumblättchen
1 EL Sahne
Salz, Pfeffer
Geriebene Muskatnuss

1 Die Kartoffeln und die Möhre waschen, schälen und in kleine Würfel schneiden. Die Schalotte schälen und fein hacken.

2 Das Öl in einem Topf erhitzen. Die Schalotte darin andünsten. Kartoffeln und Möhre hinzufügen und kurz mitdünsten. Dann die Brühe angießen und aufkochen lassen. Die Suppe etwa 20 Minuten zugedeckt köcheln lassen, bis das Gemüse weich ist.

3 Die Basilikumblättchen waschen, trockentupfen und in feine Streifen schneiden.

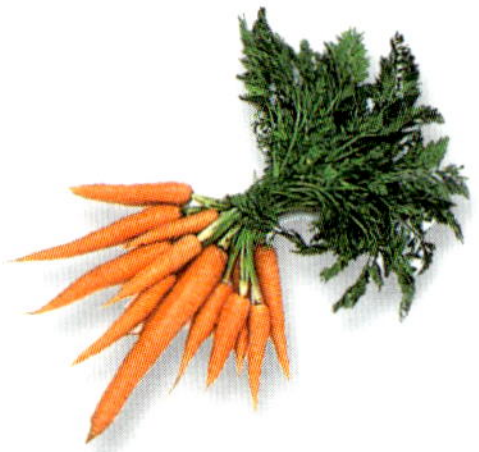

4 Die Suppe mit dem Pürierstab pürieren. Die Sahne unterrühren und mit Salz, Pfeffer und einer Prise Muskat kräftig abschmecken. Mit den Basilikumblättchen garnieren und servieren.

Je Portion
301 kcal • 1265 kJ
7 g EW • 10 g F • 37 g KH

GEMÜSECREMESUPPE

1 Möhre, Kartoffeln und Kohlrabi waschen, schälen und in Würfel schneiden. Die Gemüsebrühe hinzufügen und alles etwa 30 Minuten kochen lassen, bis das Gemüse weich ist.

2 Die Zuckerschoten waschen und putzen.

3 Die Suppe durch ein Sieb streichen oder mit dem Stabmixer pürieren. Die Zuckerschoten hinzufügen und etwa 5 Minuten in der Suppe garen. Die Suppe mit der Sahne verfeinern, mit Salz und Pfeffer abschmecken, in einen vorgewärmten Teller füllen und sofort servieren.

Je Portion
246 kcal • 1031 kJ
7 g EW • 10 g F • 29 g KH

◆ ZUTATEN ◆

Für eine Portion
1 Möhre
150 g mehlig kochende Kartoffeln
1/2 Kohlrabi
300 ml Gemüsebrühe
50 g Zuckerschoten
2 EL Sahne
Salz, Pfeffer

KARTOFFEL-BROKKOLI-SUPPE MIT KÄSE

1 Die frischen Brokkoliröschen waschen. Die Kartoffeln waschen, schälen und klein würfeln.

2 Die Schalotte schälen und fein hacken. Die Knoblauchzehe schälen und durch die Presse drücken.

3 Das Öl in einem Topf zerlassen. Die Schalotte und den Knoblauch darin glasig dünsten. Brokkoli und Kartoffeln zufügen und kurz mitdünsten.

4 Die Brühe und die Milch angießen. Alles zugedeckt 10–15 Minuten kochen lassen, bis der Brokkoli und die Kartoffeln weich sind.

5 Die Suppe mit einem Pürierstab pürieren, mit Salz und Pfeffer würzen. Den Käse unterrühren und schmelzen lassen.

6 Die Suppe auf vorgewärmte Teller verteilen und mit dem Schnittlauch bestreuen.

Tipp Wenn Sie schwanger sind oder unter Blutarmut leiden, kann der stark eisenhaltige Brokkoli ein Ersatz für Eisenpräparate sein, die oft zu Verstopfung führen.

Je Portion
353 kcal • 1480 kJ
17 g EW • 12 g F • 48 g KH

◆ ZUTATEN ◆

Für eine Portion
100 g Brokkoliröschen, frisch oder tiefgekühlt
150 g mehlig kochende Kartoffeln
1 Schalotte
1 Knoblauchzehe
1 TL Sonnenblumenöl
200 ml Gemüsebrühe
100 ml Milch
Salz und Pfeffer
1 EL mittelalter geriebener Gouda
1/2 Bund Schnittlauch

KARTOFFEL-LAUCH-SUPPE MIT CROÛTONS

♦ ZUTATEN ♦

Für eine Portion
1 Stange Lauch
250 g mehlig kochende Kartoffeln
1 TL Butter
400 ml Gemüsebrühe
1 EL Sahne
Salz, weißer Pfeffer
1 Scheibe Vollkorntoast
1 EL gehackte Petersilie

1 Den Lauch putzen, längs aufschneiden, gründlich waschen und in Scheiben schneiden. Die Kartoffeln waschen, schälen und in kleine Würfel schneiden.

2 Die Butter in einem Topf zerlassen und den Lauch darin kurz andünsten. Die Kartoffeln hinzufügen und einige Minuten mitdünsten. Die Gemüsebrühe angießen und alles etwa 20 Minuten bei schwacher Hitze köcheln lassen.

3 Die Suppe mit dem Stabmixer fein pürieren. Mit der Sahne verfeinern und mit Salz und Pfeffer würzen. Das Brot im Toaster hellgelb rösten und in kleine Würfel schneiden. Die Suppe in einen vorgewärmten Teller schöpfen, mit den Croûtons und der gehackten Petersilie bestreuen und sofort servieren.

Je Portion
395 kcal • 1662 kJ
12 g EW • 9 g F • 61 g KH

BOUILLON-KARTOFFELN

♦ ZUTATEN ♦

Für eine Portion
300 g fest kochende Kartoffeln
1 große Möhre
2 Stangen Sellerie
1 Schalotte
1 TL Butter
200 ml Fleischbrühe
1/4 Lorbeerblatt
Salz
1 EL Schnittlauchröllchen

1 Die Kartoffeln und die Möhre waschen und schälen. Den Sellerie waschen. Kartoffeln, Möhre und Sellerie in Scheiben schneiden. Die Schalotte schälen und fein hacken.

2 Die Butter in einem Topf erhitzen. Die Schalotte darin bei schwacher Hitze glasig dünsten. Das Gemüse dazugeben, die Fleischbrühe angießen. Das Lorbeerblatt hinzufügen und das Gemüse mit Salz würzen. Zugedeckt etwa 20 Minuten kochen lassen, bis die Kartoffeln die Brühe aufgesogen haben und weich sind.

3 Das Gemüse mit dem Schnittlauch bestreuen und sofort servieren.

Tipp Servieren Sie dazu ein weiches Ei oder 100 Gramm gegrilltes Hähnchenbrustfilet.

Je Portion
336 kcal • 1407 kJ
15 g EW • 10 g F • 40 g KH

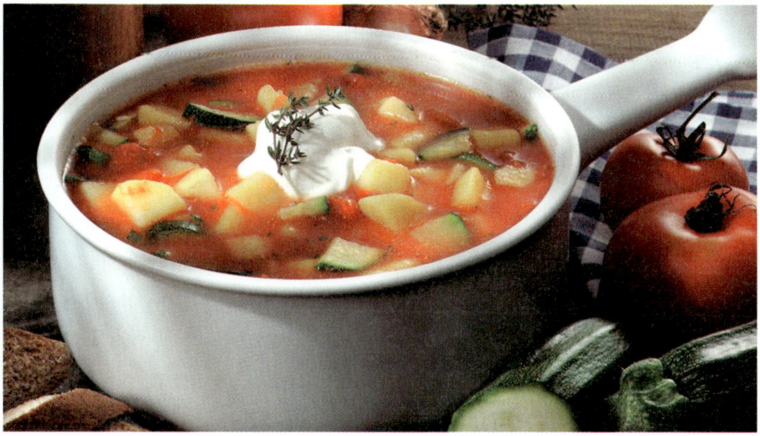

Suppen und Bouillons enthalten viel Flüssigkeit, die der Körper während einer Fastenkur dringend benötigt.

SCHNELLES KARTOFFELGULASCH

1 Die Kartoffeln waschen, schälen und würfeln. Die Schalotte schälen und fein hacken. Das Öl in einem Topf erhitzen und die Schalotte darin glasig dünsten.

2 Die Kartoffelwürfel und die Brühe dazugeben und einmal aufkochen, dann zugedeckt etwa 15 Minuten bei schwacher Hitze köcheln lassen.

3 Inzwischen die Tomaten mit kochendem Wasser überbrühen, kalt abschrecken und häuten. Das Fruchtfleisch in Würfel schneiden und dabei die Stielansätze entfernen. Den Zucchino waschen, putzen und in Scheiben schneiden.

4 Die Tomaten, den Zucchino und die Crème fraîche unter die Kartoffeln mischen, mit Salz und Pfeffer würzig abschmecken. Den Knoblauch schälen und dazupressen. Das Gulasch zugedeckt bei schwacher Hitze noch etwa 5 Minuten köcheln lassen.

5 Die Thymianblättchen erst zum Schluss unter das Gemüsegulasch mischen.

Tipp Dazu passt eine Scheibe frisches Vollkornbaguette, Vollkorntoast oder ein wachsweich gekochtes Ei.

Je Portion

358 kcal • 1500 kJ

10 g EW • 14 g F • 42 g KH

♦ ZUTATEN ♦

Für eine Portion

250 g vorwiegend fest kochende Kartoffeln
1 Schalotte
1 TL Olivenöl
150 ml Gemüsebrühe
2 Tomaten
1 kleiner Zucchino
1 EL Crème fraîche
Salz, Pfeffer
1 Knoblauchzehe
1–2 TL frische Thymianblättchen

BÉCHAMELKARTOFFELN

◆ ZUTATEN ◆

Für eine Portion
300 g Kartoffeln
1 Schalotte
1 TL Butter
2 TL Mehl
100 ml Milch
100 ml Gemüsebrühe
Salz, Pfeffer
Muskatnuss
1/2 Bund Schnittlauch
1 Scheibe magerer Schinken (ca. 30 g)

1 Die Kartoffeln waschen und mit der Schale in wenig Wasser zugedeckt bei schwacher Hitze in etwa 30 Minuten weich garen.

2 In der Zwischenzeit die Schalotte schälen und fein hacken.

3 Die Butter in einem Topf erhitzen. Die Schalotte darin bei schwacher Hitze glasig dünsten. Das Mehl darüber stäuben und kurz anschwitzen lassen.

4 Milch und Brühe unter Rühren angießen. Die Sauce etwa 10 Minuten bei schwacher Hitze kochen lassen. Mit Salz, Pfeffer und geriebener Muskatnuss würzen.

5 Die Kartoffeln abgießen, kalt abschrecken und kurz ausdämpfen lassen. Den Schnittlauch waschen, trockentupfen und fein zerkleinern. Den Schinken vom Fettrand befreien und in kleine Würfel schneiden. Die Kartoffeln schälen und in Scheiben schneiden.

6 Kartoffelscheiben und Schinkenwürfel in die Sauce geben und alles nochmals kurz erwärmen. Mit dem Schnittlauch bestreuen und servieren.

Je Portion
304 kcal • 1278 kJ
13 g EW • 6 g F • 44 g KH

KARTOFFEL-KRESSE-GEMÜSE

◆ ZUTATEN ◆

Für eine Portion
2 Frühlingszwiebeln
1 Knoblauchzehe
250 g fest kochende Kartoffeln
1 TL Sonnenblumenöl
200 ml Gemüsebrühe
Salz, Pfeffer
Je 1/2 Bund Petersilie und Schnittlauch
1/2 Kästchen Kresse
1 TL Zitronensaft

1 Die Frühlingszwiebeln waschen, putzen und in feine Ringe schneiden. Die Knoblauchzehe schälen. Die Kartoffeln waschen, schälen und in kleine Würfel schneiden.

2 Das Öl in einem Topf erhitzen. Die Frühlingszwiebeln darin bei schwacher Hitze andünsten. Den Knoblauch dazupressen. Die Kartoffelwürfel hinzufügen und alles kurz durchrühren.

3 Die Gemüsebrühe angießen, mit Salz und Pfeffer würzen. Das Gemüse im geschlossenen Topf bei schwacher Hitze etwa 20 Minuten garen, bis die Kartoffeln weich sind.

4 Solange die Kartoffeln garen, Schnittlauch und Petersilie waschen, trockentupfen und fein zerkleinern. Die Kresse abbrausen und vom Beet schneiden.

5 Kräuter und Kresse kurz vor dem Servieren unter das Gemüse rühren und mit Zitronensaft, Salz und Pfeffer abschmecken.

Tipp Sie können die Béchamelkartoffeln in eine feuerfeste Form geben, mit 1–2 Esslöffel geriebenem Käse bestreuen und bei 220 °C im Backofen in etwa 15 Minuten goldgelb überbacken. Dadurch wird das Gericht kräftiger im Geschmack.

Je Portion
296 kcal • 1247 kJ
8 g EW • 6 g F • 48 g KH

KARTOFFEL-LAUCH-GEMÜSE MIT RADIESCHEN

♦ ZUTATEN ♦

Für eine Portion
1 kleine Stange Lauch
5-6 Radieschen
200 g fest kochende Kartoffeln
1 TL Olivenöl
200 ml Gemüsebrühe
Salz, Pfeffer
1/2 Bund Schnittlauch

1 Den Lauch putzen, längs aufschlitzen und unter fließendem kaltem Wasser abbrausen. Die weißen und hellgrünen Teile in feine Ringe schneiden. Die Radieschen waschen, putzen und in Scheiben schneiden. Die Kartoffeln waschen, schälen und in feine Scheiben schneiden.

2 Das Olivenöl erhitzen. Den Lauch, die Radieschen- und die Kartoffelscheiben darin andünsten. Die Gemüsebrühe angießen und mit Salz und Pfeffer würzen. Das Gemüse bei schwacher Hitze zugedeckt etwa 20 Minuten garen, bis die Kartoffeln weich sind.

3 Inzwischen den Schnittlauch waschen, trockentupfen und in feine Röllchen schneiden. Das Gemüse kurz vor dem Servieren nochmals mit Salz und Pfeffer abschmecken und mit dem Schnittlauch bestreut servieren.

Tipp Dazu schmeckt ein gegrilltes Fischfilet oder Putenschnitzel.

Je Portion
270 kcal • 1135 kJ
8 g EW • 7 g F • 40 g KH

KARTOFFEL-PILZ-EINTOPF MIT TOMATEN

◆ ZUTATEN ◆

Für eine Portion
300 g fest kochende Kartoffeln
150 g Champignons
1 TL Zitronensaft
1 Knoblauchzehe
1 Schalotte
1 TL Olivenöl
200 ml Gemüsebrühe
10 Kirschtomaten
1 Hand voll Basilikumblätter
Salz, Pfeffer

1 Die Kartoffeln gründlich waschen und in Würfel schneiden. Die Champignons putzen und in feine Scheiben schneiden; mit dem Zitronensaft vermischen, damit sie sich nicht zu stark braun verfärben.

2 Den Knoblauch und die Schalotte schälen, die Schalotte fein hacken.

3 Das Olivenöl in einem Topf erhitzen und die Schalotte darin glasig dünsten, den Knoblauch dazupressen und mitdünsten. Die Champignons, die Kartoffeln und die Gemüsebrühe hinzufügen.

4 Das Gemüse zugedeckt bei schwacher Hitze etwa 20 Minuten garen.

5 Inzwischen die Tomaten waschen und halbieren. Das Basilikum waschen und trockentupfen. Die Blättchen in feine Streifen schneiden.

6 Kurz vor dem Servieren die Tomaten und die Basilikumblättchen zum Kartoffelgemüse geben, unterrühren und erhitzen. Den Eintopf mit Salz und Pfeffer abschmecken.

Je Portion
320 kcal • 1343 kJ
11 g EW • 7 g F • 47 g KH

KARTOFFEL-ROSENKOHL-EINTOPF MIT SPECK

◆ ZUTATEN ◆

Für eine Portion
1 Schalotte
200 g fest kochende Kartoffeln
1 Scheibe magerer Speck (ca. 15 g)
100 ml Gemüsebrühe
100 ml Milch
200 g TK-Rosenkohl
Salz, Pfeffer
Muskatnuss
1/2 Bund glatte Petersilie

1 Die Schalotte schälen und fein hacken. Die Kartoffeln waschen, schälen und in Würfel schneiden.

2 Den Speck von der Schwarte befreien und in feine Würfel schneiden. Die Speckwürfel in einem Topf bei mittlerer Hitze auslassen, herausnehmen und zugedeckt beiseite stellen.

3 In dem Speckfett die Schalotte glasig dünsten. Die Kartoffelwürfel hinzufügen und kurz mitdünsten. Die Gemüsebrühe und die Milch angießen und einmal aufkochen lassen. Den Rosenkohl dazugeben und nochmals aufkochen lassen. Mit Salz, Pfeffer und frisch geriebener Muskatnuss würzen.

4 Das Gemüse zugedeckt bei schwacher Hitze etwa 25 Minuten garen.

5 Die Petersilie waschen, trockentupfen und klein schneiden.

6 Den Eintopf kurz vor dem Servieren nochmals mit Salz und Pfeffer abschmecken. Die Petersilie unterrühren und kurz mitgaren. Den Eintopf sofort servieren.

Je Portion
393 kcal • 1652 kJ
22 g EW • 8 g F • 51 g KH

KARTOFFEL-SCHWARZWURZEL-GEMÜSE MIT STECKRÜBEN

1 Die Schwarzwurzeln abbürsten, schälen, in etwa 4 Zentimeter lange Stücke schneiden und in eine Schüssel mit Wasser legen, das man mit 1 Teelöffel Mehl und 1 Esslöffel Essig verrührt hat (siehe Tipp). Die Steckrüben waschen, schälen und in Streifen schneiden. Die Paprikaschote sowie die Kartoffeln waschen, putzen und in Würfel schneiden.

2 Die Schalotte schälen und fein hacken. Das Olivenöl erhitzen und die Schalotte darin glasig dünsten. Die abgetropften Schwarzwurzeln, die Kartoffeln, die Paprikaschote und die Rübchen dazugeben und alles kurz mitdünsten.

3 Die Brühe und die Milch angießen. Mit Salz und Pfeffer würzen. Das Gemüse zugedeckt bei schwacher Hitze etwa 25 Minuten garen.

4 Inzwischen die Petersilie waschen und trockentupfen. Die Blättchen abzupfen und klein schneiden.

5 Die Petersilie kurz vor dem Servieren unter das Gemüse mischen. Den Eintopf mit Salz und Pfeffer abschmecken.

Tipp Die auslaufende Milch der Schwarzwurzel gibt hässliche Flecken. Deshalb zum Schälen Handschuhe tragen.

Je Portion
397 kcal • 1670 kJ
12 g EW • 8 g F • 63 g KH

♦ ZUTATEN ♦

Je Portion
150 g Schwarzwurzeln
1 TL Mehl
1 TL Essig
Wasser
150 g Steckrüben
1/2 rote Paprikaschote
150 g fest kochende Kartoffeln
1 Schalotte
1 TL Olivenöl
100 ml Gemüsebrühe
100 ml Milch
Salz, Pfeffer
1/2 Bund Petersilie

KARTOFFEL-SPINAT-EINTOPF MIT HÄHNCHENBRUST

♦ ZUTATEN ♦

Für eine Portion
75 g frischer Spinat
1 Möhre
200 g fest kochende Kartoffeln
1 Schalotte
1 Knoblauchzehe
1 TL Olivenöl
1 kleines Hähnchenbrustfilet (etwa 100 g)
50 ml Weißwein
150 ml Gemüsebrühe
Salz, Pfeffer
Kreuzkümmel
Cayennepfeffer
Einige Zweige frisches Koriandergrün

1 Den Spinat waschen, verlesen und abtropfen lassen. Die harten Stiele abknipsen. Die Möhre waschen, schälen und in Scheiben schneiden. Die Kartoffeln waschen, schälen und in Würfel schneiden.

2 Die Schalotte schälen und fein hacken. Den Knoblauch schälen. Das Olivenöl in einem Topf erhitzen. Die Schalotte darin glasig dünsten. Den Knoblauch dazupressen.

3 Die Möhre, den Spinat und die Kartoffeln hinzufügen und kurz mitdünsten. Mit dem Wein und der Gemüsebrühe ablöschen und kurz aufkochen lassen.

4 Das Hähnchenbrustfilet kalt abspülen, trockentupfen und in Würfel schneiden. Zu dem Gemüse in den Topf geben und unterrühren.

5 Alles mit Salz, Pfeffer und Kreuzkümmel würzen und zugedeckt bei schwacher Hitze etwa 25 Minuten garen, bis die Möhren und die Kartoffeln weich sind.

6 Das Koriandergrün waschen und trockentupfen. Die Blättchen abzupfen und fein zerkleinern.

7 Den Eintopf nochmals mit Salz und Pfeffer kräftig abschmecken, dann mit dem Koriandergrün bestreuen und auf einem vorgewärmten Teller servieren.

Je Portion
391 kcal • 1642 kJ
31 g EW • 7 g F • 43 g KH

SCHWEIZER KARTOFFELTOPF

♦ ZUTATEN ♦

Für eine Portion
5 Frühlingszwiebeln (etwa 120 g)
300 g fest kochende Kartoffeln
1 TL Olivenöl
1 TL Mehl
1/4 l Gemüsebrühe
Salz, Pfeffer
1/2 Bund Schnittlauch
1 EL Sahne

1 Die Frühlingszwiebeln putzen, waschen und in feine Ringe schneiden. Die Kartoffeln waschen, schälen und in Würfel schneiden.

2 Das Olivenöl erhitzen. Die Frühlingszwiebeln darin andünsten. Das Mehl darüber stäuben und kurz anschwitzen. Mit der Gemüsebrühe ablöschen. Die Kartoffelwürfel hinzufügen. Den Eintopf mit Salz und Pfeffer würzen und zugedeckt bei schwacher Hit-

ze etwa 25 Minuten kochen, bis die Kartoffeln weich sind.
3 Den Schnittlauch waschen, trockentupfen und in feine Röllchen schneiden.
Die Sahne unterrühren und den Schnittlauch über den Eintopf streuen.

Je Portion
325 kcal • 1366 kJ
8 g EW • 10 g F • 46 g KH

KARTOFFEL-KABELJAU-EINTOPF MIT SAUERKRAUT

♦ ZUTATEN ♦

Für eine Portion
1 kleine Zwiebel
250 g fest kochende Kartoffeln
150 g Sauerkraut
1/4 l Gemüsebrühe
1 kleines Lorbeerblatt
1 Gewürznelke
2 Wacholderbeeren
100 g Kabeljaufilet
1 EL Zitronensaft
Salz, Pfeffer
Je einige Stängel glatte Petersilie und Thymian

1 Die Zwiebel schälen und halbieren. Mit den Schnittflächen nach unten in einer Pfanne ohne Fett goldbraun rösten. Dann beiseite stellen.
2 Die Kartoffeln waschen, schälen und in Würfel schneiden. Das Sauerkraut aus der Dose nehmen und mit einer Gabel zerpflücken, dann klein schneiden.
3 Die Gemüsebrühe erhitzen. Kartoffeln und Sauerkraut hineingeben. Das Lorbeerblatt mit der Gewürznelke an einer Zwiebelhälfte feststecken. Zwiebelhälften und Wacholderbeeren in die Brühe geben. Die Suppe zugedeckt bei schwacher Hitze etwa 15 Minuten kochen lassen.
4 Das Kabeljaufilet unter fließendem kaltem Wasser abspülen, dann mit Küchenpapier trockentupfen. Das Filet in mundgerechte Stücke schneiden, mit dem Zitronensaft beträufeln und mit Salz und Pfeffer würzen.
5 Nach 15 Minuten das Kabeljaufilet in die Brühe geben und alles weitere 10 Minuten bei schwacher Hitze ziehen lassen.
6 Inzwischen die Kräuter unter fließendem kaltem Wasser abbrausen, dann trockentupfen und die Blättchen von den Stielen zupfen. Die Petersilienblättchen fein zerkleinern.
7 Die Kräuter kurz vor dem Servieren vorsichtig unter den Eintopf mengen. Mit Salz und Pfeffer abschmecken.

Je Portion
319 kcal • 1342 kJ
25 g EW • 3 g F • 40 g KH

Für Kartoffeln mit Käsesauce verwendet man einen fettarmen Gouda.

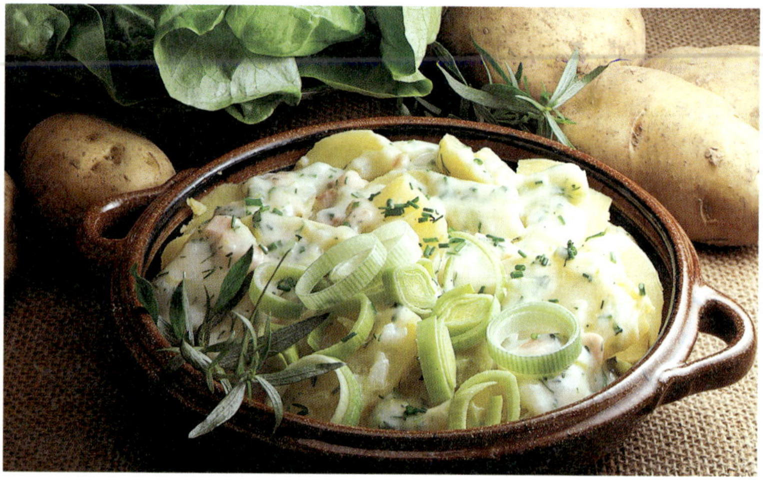

♦ ZUTATEN ♦

Für eine Portion
300 g fest kochende Kartoffeln
1 Schalotte
1 TL Butter
1 TL Mehl
150 ml entrahmte Milch
1 EL geriebener Gouda (30 % Fett)
1/2 EL saure Sahne (10% Fett)
1 Tomate
Salz, Pfeffer

KARTOFFELN MIT KÄSESAUCE

1 Die Kartoffeln waschen und mit der Schale in wenig Wasser zugedeckt in etwa 30 Minuten weich garen.

2 Während die Kartoffeln kochen, die Schalotte schälen und fein hacken. Die Butter in einem Topf erhitzen und die Schalotte darin glasig dünsten. Das Mehl darüber stäuben und kurz anschwitzen. Mit der Milch den Käse und die saure Sahne angießen und die Sauce etwa 10 Minuten unter Rühren köcheln lassen.

3 Inzwischen die Tomate kreuzweise einritzen und mit kochendem Wasser überbrühen. Kurz darin ziehen lassen, dann kalt abschrecken und häuten. Die Tomate in Würfel schneiden, dabei die Stielansätze und die Kerne entfernen.

4 Die Kartoffeln abgießen und kalt abschrecken; dann pellen und in eine vorgewärmte Schüssel geben.

5 Die Tomatenwürfel in die Sauce rühren. Die Sauce mit Salz und Pfeffer abschmecken und über die Kartoffeln gießen. Sofort servieren.

Je Portion
343 kcal • 1440 kJ
13 g EW • 7 g F • 52 g KH

KARTOFFEL-SPARGEL-EINTOPF MIT ZANDERFILET

1 Die Kartoffeln waschen, schälen und in Würfel schneiden. Die Möhre schälen und in Scheiben schneiden. Den Spargel abbrausen, trockentupfen und im unteren Drittel dünn schälen, die Enden abschneiden.

2 Die Gemüsebrühe oder den Fischfond mit dem vorbereiteten Gemüse in einen Topf geben und alles erhitzen. Das Gemüse zugedeckt bei schwacher Hitze etwa 15 Minuten garen.

3 Das Zanderfilet kalt abspülen und trockentupfen. Eventuell noch vorhandene Gräten mit einer Pinzette entfernen. Das Filet in mundgerechte Stücke schneiden, diese mit dem Zitronensaft beträufeln und mit Salz und Pfeffer würzen.

4 Das Fischfilet zum Gemüse in den Topf geben und alles weitere 10 Minuten bei schwacher Hitze garen.

5 Inzwischen die Petersilie waschen und trockentupfen. Die Blättchen abzupfen und fein zerkleinern.

6 Kurz vor dem Servieren die Petersilie in den Eintopf geben. Mit Salz und Pfeffer abschmecken und servieren.

Tipp Fischfond können Sie ganz einfach aus Fischabschnitten, Gräten und Wurzelgemüse selbst herstellen. Dafür die Fischabschnitte und Gräten kurz unter kaltem Wasser abbrausen. Möhre, Sellerie, Lauch und Zwiebel waschen, putzen oder schälen und klein schneiden. Fischabschnitte, Gräten, Gemüse, Lorbeerblatt und weiße Pfefferkörner mit je 1/2 Liter Wasser und trockenem Weißwein in einen Topf geben und zum Kochen bringen. Alles zugedeckt bei schwacher Hitze etwa 30 Minuten köcheln lassen. Die Fischbrühe durch ein feines Sieb oder ein Tuch in einen anderen Topf gießen und bei starker Hitze etwa um die Hälfte reduzieren.

Je Portion

387 kcal • 1619 kJ

39 g EW • 4 g F • 41 g KH

♦ ZUTATEN ♦

Für eine Portion

200 g fest kochende Kartoffeln
1 Möhre
200 g grüner Spargel
300 ml Gemüsebrühe oder Fischfond aus dem Glas
150 g Zanderfilet
1 TL Zitronensaft
Salz, Pfeffer
1/2 Bund Petersilie

KARTOFFELGEMÜSE MIT ARTISCHOCKENHERZEN UND KRABBEN

♦ ZUTATEN ♦

Für eine Portion
200 g mehlig kochende Kartoffeln
1/4 l Gemüsebrühe
150 g Artischockenböden aus der Dose
50 g Nordmeerkrabben
1/2 Paprikaschote
1 EL Sahne
Salz, Pfeffer
Zitronensaft

1 Die Kartoffeln waschen, schälen und in Würfel schneiden. Mit der Gemüsebrühe in einen Topf geben und zugedeckt bei schwacher Hitze etwa 20 Minuten garen.

2 Inzwischen die abgetropften Artischockenböden in kleine Würfel schneiden. Die Krabben kurz kalt abspülen und abtropfen lassen. Die Paprikaschote waschen und in sehr kleine Würfel schneiden.

3 Die Kartoffeln in der Brühe mit einem Pürierstab fein pürieren. Die Artischockenböden und die Paprikawürfel hineingeben und alles kurz erhitzen. Die Sahne unterrühren und den Eintopf mit Salz, Pfeffer und Zitronensaft abschmecken.

Je Portion
321 kcal • 1350 kJ
17 g EW • 5 g F • 45 g KH

KARTOFFELGEMÜSE MIT GRÜNKERN UND WIRSING

♦ ZUTATEN ♦

Für eine Portion
50 g Grünkern
1 EL Haselnüsse
400 ml Gemüsebrühe
200 g fest kochende Kartoffeln
200 g Wirsing

1 Den Grünkern mit 100 Milliliter Wasser übergießen, etwa 6 Stunden oder über Nacht einweichen lassen.

2 Am nächsten Tag die Haselnüsse grob hacken und in einer Pfanne ohne Fett bei schwacher Hitze rösten, bis sie goldgelb sind und duften. Dann beiseite stellen.

3 Den Grünkern mit 100 Milliliter Gemüsebrühe in einen Topf geben und aufkochen lassen, dann bei mittlerer Hitze zugedeckt etwa 10 Minuten kochen lassen, schließlich im geschlossenen Topf auf der ausgeschalteten Herdplatte noch etwa 20 Minuten quellen lassen.

4 Inzwischen die Kartoffeln waschen, schälen und in kleine Würfel schneiden. Den Wirsing waschen, putzen und in feine Streifen schneiden. Das Gemüse mit der restlichen Gemüsebrühe zum Kochen bringen und zugedeckt bei schwacher Hitze in etwa 20 Minuten weich garen.

1 Tomate
1/4 Bund Schnittlauch
Salz, Pfeffer
1 EL saure Sahne

5 Die Tomate kreuzweise einritzen, mit kochendem Wasser übergießen und kurz darin ziehen lassen. Nun die Tomate häuten und in kleine Würfel schneiden, dabei den Stielansatz und die Kerne entfernen. Den Schnittlauch waschen, trockentupfen und in feine Röllchen schneiden.

6 Die Tomatenwürfel unter das fertige Kartoffel-Wirsing-Gemüse mischen. Das Gemüse mit Salz und Pfeffer würzen. Die saure Sahne unterrühren.

7 Den Grünkern mit den gerösteten Haselnüssen vermengen. Mit dem Gemüse auf einem vorgewärmten Teller anrichten, den Schnittlauch darüber streuen.

Je Portion
545 kcal • 2287 kJ
20 g EW • 14 g F • 78 g KH

RISOTTO MIT KARTOFFELN UND ZUCCHINI

♦ ZUTATEN ♦

Für eine Portion
1/2 kleiner Zucchino
1 Möhre
1 Schalotte
200 g fest kochende Kartoffeln
1 TL Olivenöl
50 g Vialone-Reis
200 ml Gemüsebrühe
1 EL geriebener Parmesan

1 Den Zucchino waschen, putzen und in kleine Würfel schneiden. Die Möhre waschen, schälen und ebenfalls in kleine Würfel schneiden. Die Schalotte schälen und fein hacken. Die Kartoffeln waschen, schälen und in Würfel schneiden.

2 Das Olivenöl in einem Topf erhitzen. Die Schalotte darin andünsten. Das restliche Gemüse und den Reis hinzufügen und alles kurz durchrühren. Dann die Gemüsebrühe angießen und einmal aufkochen lassen.

3 Die Temperatur wieder reduzieren und das Gemüse-Risotto bei schwacher Hitze offen etwa 30 Minuten garen, bis der Reis fast gar ist; dabei immer wieder umrühren.

4 Den Parmesan unterrühren und das Risotto noch etwa 5 Minuten garen lassen. Falls das Risotto zu trocken wird, noch Gemüsebrühe angießen; dann auf einem Teller anrichten.

Je Portion
532 kcal • 2231 kJ
17 g EW • 11 g F • 82 g KH

♦ ZUTATEN ♦

Für eine Portion
150 g Kartoffeln
2 Frühlingszwiebeln
1 Möhre
1 TL Sonnenblumenöl
1 Knoblauchzehe
150 g TK-Blumenkohlröschen
2 TL Currypulver
200 ml Gemüsebrühe
1 TL Speisestärke
2 EL Sahne
1 TL Sonnenblumenkerne

KARTOFFEL-CURRY

1 Die Kartoffeln waschen, schälen, halbieren und in 2 Zentimeter große Stücke schneiden. Die Frühlingszwiebeln waschen, putzen und in feine Scheiben schneiden. Die Möhre schälen und in sehr feine Scheiben schneiden.

2 Das Sonnenblumenöl erhitzen. Die Frühlingszwiebeln darin glasig dünsten. Den Knoblauch schälen und dazupressen. Die Möhren hinzufügen und unter Rühren etwa 5 Minuten mitdünsten.
Dann die Kartoffeln und den Blumenkohl dazugeben.

3 Den Curry über das Gemüse stäuben und kurz mit anschwitzen lassen. Die Gemüsebrühe angießen und aufkochen lassen. Alles zugedeckt bei schwacher Hitze etwa 15 Minuten garen, bis das Gemüse bissfest ist.

4 Die Speisestärke mit der Sahne glatt rühren. Das Gemüse damit binden und die Sauce dicklich einkochen lassen. Nach Belieben mit Salz und Pfeffer würzen.

Tipp Wie alle Gewürzmischungen verliert auch Curry schnell sein Aroma. Deshalb immer nur kleine Mengen kaufen und Reste luftdicht verpackt lagern, z.B. in Gläsern mit Schraubverschluss.

Je Portion
328 kcal • 1379 kJ
10 g EW • 11 g F • 42 g KH

♦ ZUTATEN ♦

Für eine Portion
1 kleine rote Paprikaschote
2 Frühlingszwiebeln
200 g TK-Brokkoli
1 TL Butter
1 TL Mehl
150 ml Gemüsebrühe

KARTOFFEL-BROKKOLI-GEMÜSE MIT PAPRIKA

1 Die Paprikaschote vierteln, putzen und waschen. Die Viertel in feine Streifen teilen. Die Frühlingszwiebeln waschen, putzen und in feine Scheiben schneiden.

2 Reichlich Salzwasser erhitzen. Die Brokkoliröschen darin etwa 5 Minuten blanchieren, herausnehmen und abtropfen lassen.

3 Die Butter in einem Topf zerlassen. Die Frühlingszwiebeln darin glasig dünsten. Das Mehl darüber streuen und kurz anschwitzen. Die Brühe einrühren und die Sauce bei mittlerer Hitze etwa 5 Minuten köcheln lassen.

4 Dann den Brokkoli und die Paprikastreifen hinzufügen und alles zugedeckt weitere 5 Minuten garen.

5 Die Kartoffeln schälen, in Scheiben schneiden und unter die Sauce mischen. Die Crème fraîche unterrühren und mit Salz und Pfeffer würzen.

Tipp Essen Sie dazu ein Spiegelei oder ein wachsweich gekochtes Ei, dann stimmt die Eiweißbilanz.

Je Portion
315 kcal • 1365 kJ
16 g EW • 10 g F • 51 g KH

200 g gekochte fest kochende Kartoffeln
1 EL Crème fraîche
Salz
Weißer Pfeffer

KARTOFFEL-GURKEN-RAGOUT MIT FISCH

1 Die Kartoffeln waschen, schälen und in Würfel schneiden. Die Gurke schälen, halbieren und die Kerne entfernen. Die Gurkenhälften in Scheiben schneiden. Das Fischfilet in mundgerechte Stücke teilen, mit dem Zitronensaft beträufeln und zugedeckt beiseite stellen.

2 Die Schalotte schälen und fein hacken. Das Olivenöl in einem Topf erhitzen und die Schalotte darin glasig dünsten. Die Kartoffeln und die Gurke dazugeben und kurz mitdünsten. Das Mehl darüber stäuben und anschwitzen lassen. Dann die Gemüsebrühe angießen und aufkochen lassen. Das Gemüse zugedeckt bei schwacher Hitze etwa 10 Minuten köcheln lassen.

3 Das Ragout mit Salz und Pfeffer würzen. Das Fischfilet, die saure Sahne und den Senf in den Topf geben und alles weitere 8–10 Minuten bei schwacher Hitze ziehen lassen.

4 Kurz vor dem Servieren den Dill unter das Ragout rühren. Den Fisch-Gemüse-Eintopf auf einen vorgewärmten Teller geben und servieren.

Je Portion
420 kcal • 1756 kJ
16 g EW • 10 g F • 47 g KH

♦ ZUTATEN ♦

Für eine Portion
200 g vorwiegend fest kochende Kartoffeln
200 g Schmorgurke
100 g Fischfilet (z. B. Seezunge)
1 TL Zitronensaft
1 Schalotte
1 TL Olivenöl
1 TL Mehl
100 ml Gemüsebrühe
Salz, Pfeffer
2 EL saure Sahne
1–2 TL Senf
1 EL fein gehackter Dill

Mit Fisch können Sie vielfältige Kartoffelgerichte auf Ihren Tisch zaubern.

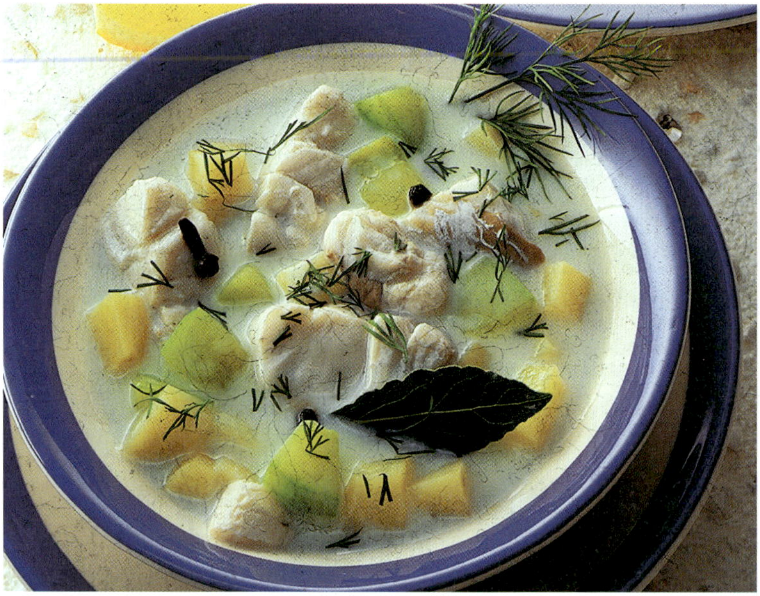

FISCH-KARTOFFEL-TOPF

♦ ZUTATEN ♦

Für eine Portion
200 g Kartoffeln
2 Frühlingszwiebeln
1 TL Sonnenblumenöl
1 TL Paprikapulver, edelsüß
1 getrocknete Chilischote
100 ml Fischfond (aus dem Glas)
100 ml trockener Weißwein
1 kleines Seezungenfilet (ca. 150 g)
Salz
Schwarzer Pfeffer
100 g TK-Erbsen
1 Knoblauchzehe
1 EL gehackte Petersilie

1 Die Kartoffeln waschen, schälen und in Würfel schneiden. Die Frühlingszwiebeln waschen, putzen und in Ringe schneiden.

2 Das Öl in einem Topf erhitzen und die Frühlingszwiebeln darin andünsten. Die Kartoffeln mit dem Paprikapulver und der zerbröselten Chilischote in den Topf geben. Fischfond und Weißwein angießen und alles zugedeckt etwa 15 Minuten bei schwacher Hitze garen, bis die Kartoffeln fast weich sind.

3 Inzwischen das Fischfilet waschen, trockentupfen und mit Salz und Pfeffer würzen; mit den Erbsen in den Topf geben und zugedeckt bei schwacher Hitze etwa 5 Minuten ziehen lassen.

4 Den Knoblauch schälen und dazupressen. Die Petersilie unterrühren, mit Salz und Pfeffer abschmecken und sofort servieren.

Je Portion
441 kcal • 1851 kJ
32 g EW • 7,2 g F • 39 g KH

KARTOFFEL-LAMM-EINTOPF

1 Das Fleisch in etwa 2 Zentimeter große Würfel schneiden. Die Knoblauchzehe schälen. Die Schalotte schälen und fein hacken. Die Bohnen waschen, dann abtropfen lassen. Die Enden abknipsen, die Bohnen in Stücke schneiden. Die Kartoffeln schälen und in Würfel schneiden.

2 Das Öl in einem Topf erhitzen. Das Fleisch darin rundum braun braten, dann herausnehmen und zugedeckt beiseite stellen. Die Schalotte im verbliebenen Bratfett glasig dünsten. Thymian, Rosmarin, Kartoffeln und Bohnen hinzufügen und alles kurz durchrühren.

3 Das Mehl darüber stäuben und hellgelb anschwitzen. Den Weißwein und die Fleischbrühe angießen. Alles mit Salz und Pfeffer würzen und bei schwacher Hitze zugedeckt etwa 10 Minuten köcheln lassen, bis das Gemüse weich ist.

4 Dann das Fleisch wieder in den Eintopf geben und den Knoblauch dazupressen. Alles noch etwa 10 Minuten leise köcheln lassen.

5 Den Eintopf mit Salz und Pfeffer würzen und in einen vorgewärmten Suppenteller füllen. Mit Petersilienblättchen garnieren.

Variante Diesen Eintopf können Sie ganz nach Lust und Laune abwandeln. Nehmen Sie beispielsweise statt der grünen Bohnen die gleiche Menge Möhren, auch Wirsing schmeckt sehr gut. Wer Lammfleisch nicht so gerne mag oder es nicht verträgt, ersetzt es durch mageres Schweine-, Kalbs- oder Rinderfilet.

Tipp Mit Bohnen können Sie besonders wirksam Darm- und Verdauungsproblemen vorbeugen, Ihre Haut und Schleimhäute vor Infektionen schützen und für kräftigen Haarwuchs sorgen.

Je Portion

518 kcal • 2174 kJ

39 g EW • 16 g F • 40 g KH

♦ ZUTATEN ♦

Für eine Portion

150 g Lammfilet
1 Knoblauchzehe
1 Schalotte
100 g grüne Bohnen
150 g fest kochende Kartoffeln
2 TL Olivenöl
1 Prise getrockneter Thymian
1 Prise getrockneter Rosmarin
1/2 EL Mehl
50 ml trockener Weißwein
50 ml Fleischbrühe
Salz, Pfeffer
Petersilie zum Garnieren

Kartoffeln mit Fleisch, Fisch, Gemüse, Quark und als Püree

Kartoffeln sind eine ideale Beilage zu fast allen Fleisch- oder Fischgerichten. Besonders köstlich schmecken aber auch Pellkartoffeln mit leichten, würzigen Quarkvariationen. Eine beliebte Kartoffelspeise sind Pürees. Sie lassen sich mit Kräutern oder mit anderem Gemüse verfeinern und so vielfältig zubereiten, dass sie auch als Hauptgericht akzeptiert werden können.

GESCHNETZELTES SCHWEINEFILET MIT KARTOFFELN

♦ ZUTATEN ♦

Für eine Portion
2 Schalotten
1 Knoblauchzehe
250 g fest kochende Kartoffeln
100 g Schweinefilet
1/2 TL Speisestärke
1 EL Olivenöl
Salz, Pfeffer
100 g Pizza-Tomaten
Paprikapulver
1 EL fein geschnittenes Basilikum

1 Die Schalotten schälen und fein hacken. Den Knoblauch schälen. Die Kartoffeln waschen, schälen und in kleine Würfel schneiden.

2 Das Schweinefilet in feine Streifen schneiden. Die Speisestärke darüber streuen und in das Fleisch einmassieren.

3 Das Öl erhitzen und die Fleischstreifen darin etwa 5 Minuten von allen Seiten kräftig anbraten. Den Knoblauch dazupressen. Das Fleisch herausnehmen, mit Salz und Pfeffer würzen und zugedeckt beiseite stellen.

4 Die Schalotten mit den Kartoffelwürfeln in die Pfanne geben und dünsten, bis die Schalotten glasig sind.

5 Die Pizza-Tomaten dazugeben. Alles mit Salz, Pfeffer und Paprika würzen und etwa 10 Minuten zugedeckt bei schwacher Hitze kochen lassen.

6 Das Fleisch hinzufügen und alles weitere 5 Minuten garen. Zum Schluss das Basilikum untermischen und das Gericht sofort servieren.

Variante Statt Schweinefilet ist für dieses Rezept auch Putenbrust geeignet. In diesem Fall reduziert sich der Fettgehalt der Portion auf die Hälfte.

Je Portion
416 kcal • 1743 kJ
27 g EW • 12 g F • 43 g KH

KABELJAUFILET MIT GEBACKENEN KARTOFFELN

1 Den Backofen auf 220 °C vorheizen. Eine Form mit etwas Öl ausstreichen. Die Kartoffeln waschen, schälen und längs in etwa 2 Zentimeter breite Streifen schneiden.

2 Die Kartoffelschnitze nebeneinander in die Form legen und mit Olivenöl bepinseln. Im Backofen (Mitte; Gas 4–5; Umluft 200 °C) etwa 30 Minuten backen, bis sie goldbraun sind; die Kartoffeln öfter wenden.

3 Das Mehl in einen tiefen Teller geben. Das Fischfilet waschen und trockentupfen; dann mit dem Zitronensaft, Salz und Pfeffer würzen und in dem Mehl wenden.

4 Das restliche Öl in einer beschichteten Pfanne erhitzen. Das Fischfilet darin etwa 5 Minuten von beiden Seiten goldbraun braten, herausnehmen, auf einem vorgewärmten Teller anrichten; dann mit der Petersilie bestreuen und mit den gebackenen Kartoffeln servieren.

Je Portion
468 kcal • 1966 kJ
29 g EW • 13 g F • 51 g KH

♦ ZUTATEN ♦

Für eine Portion
1 EL Olivenöl
250 g mehlig kochende Kartoffeln
1 EL Mehl
125 g Kabeljaufilet
1 EL Zitronensaft
Salz
Schwarzer Pfeffer
1 TL fein gehackte Petersilie

MATJES MIT KARTOFFELN UND GRÜNEN BOHNEN

1 Die Kartoffeln waschen, schälen und vierteln. In wenig Salzwasser zugedeckt in 15–20 Minuten weich garen.

2 Bohnenkraut und Bohnen in reichlich kochendem Salzwasser zugedeckt etwa 15 Minuten kochen lassen.

3 Den Matjes mit Zitronensaft beträufeln.
Die Kartoffeln kurz ausdämpfen lassen.

4 Die Bohnen abgießen, kalt abschrecken und abtropfen lassen. Die Butter zerlassen, die Bohnen darin schwenken, mit Salz und Pfeffer würzen. Die Petersilie untermischen.

5 Den Matjes mit den Bohnen anrichten.

Je Portion
344 kcal • 1443 kJ
15 g EW • 10 g F • 42 g KH

♦ ZUTATEN ♦

Für eine Portion
200 g fest kochende Kartoffeln
1 Zweig Bohnenkraut
200 g grüne Bohnen
1 frisches junges Matjesfilet
1 TL Zitronensaft
Salz, Pfeffer
1 TL Butter
1 EL gehackte Petersilie

BASILIKUM-GNOCCHI MIT TOMATENSAUCE

♦ ZUTATEN ♦

Für eine Portion

250 g mehlig kochende Kartoffeln
Salz
1/2 Bund Basilikum
50 g Mehl
1 Knoblauchzehe
1 TL Olivenöl
200 g Pizza-Tomaten (aus der Dose)
Pfeffer
2 EL geriebener Parmesan
Mehl für die Arbeitsfläche

Fett, Eiweiß und Kohlehydrate sind hier in optimalem Verhältnis verteilt.

1 Die Kartoffeln waschen, schälen und würfeln; in wenig Salzwasser etwa 15 Minuten weich garen. Die Kartoffelwürfel abgießen, abtropfen lassen, durch eine Kartoffelpresse drücken und abkühlen lassen.

2 Inzwischen das Basilikum waschen und in feine Streifen schneiden. Die kalten Kartoffeln mit dem Mehl, der Hälfte vom Basilikum und einer Prise Salz verkneten. Den Teig etwa 10 Minuten zugedeckt ruhen lassen.

3 Aus dem Teig fingerdicke Rollen formen. Davon etwa 3 Zentimeter große Stücke abschneiden. Diese auf die Zinken einer Gabel drücken, auf einer bemehlten Fläche etwa 30 Minuten trocknen lassen.

4 Inzwischen den Knoblauch schälen. Das Olivenöl erhitzen. Den Knoblauch hineinpressen und glasig dünsten. Die Tomaten hinzufügen und die Sauce mit Salz und Pfeffer würzen. Bei schwacher Hitze köcheln lassen.

5 Reichlich Salzwasser zum Kochen bringen. Die Gnocchi darin garen, bis sie an die Oberfläche steigen. Dann herausheben und abtropfen lassen.

6 Das restliche Basilikum unter die Tomatensauce rühren. Die Gnocchi auf einem vorgewärmten Teller mit der Tomatensauce anrichten und mit dem Parmesan bestreuen.

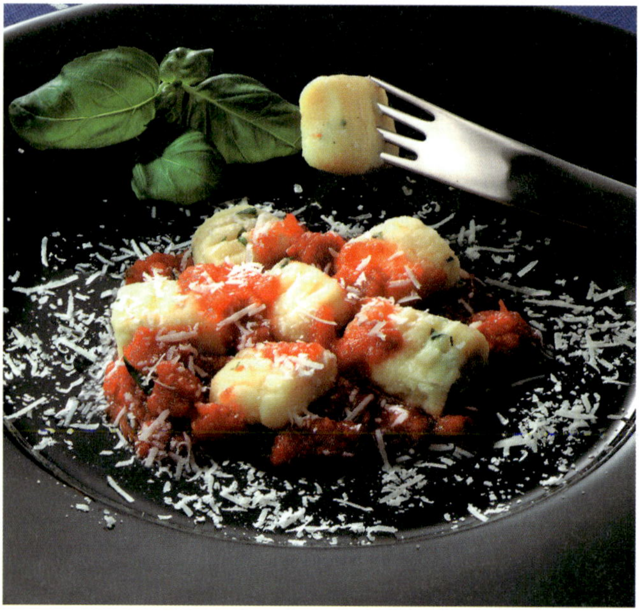

Je Portion

456 kcal • 1913 kJ
15 g EW • 9 g F • 72 g KH

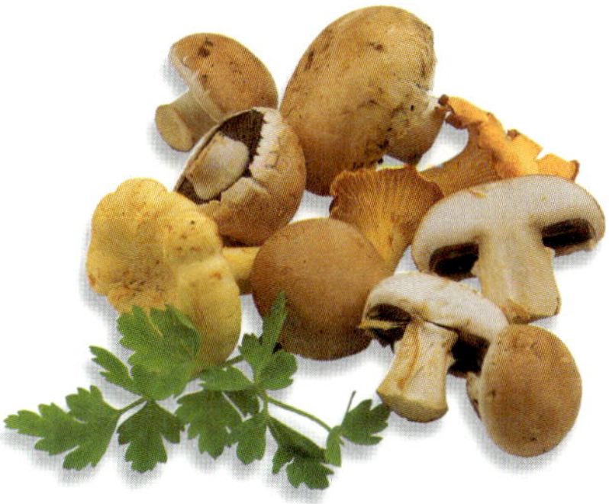

KARTOFFELGNOCCHI MIT SHIITAKE-PILZEN

1 Die Kartoffeln mit der Schale in wenig Wasser in 25–30 Minuten weich kochen. Die fertigen Kartoffeln abgießen, kalt abschrecken, schälen und noch heiß durch die Kartoffelpresse drücken; mit dem Mehl und dem Eigelb zu einem glatten Teig verarbeiten, mit Salz und Muskat würzen.
2 Den Teig auf wenig Mehl zu einer fingerdicken Rolle formen. Davon etwa 3 Zentimeter lange Stücke abschneiden und jedes Stück auf den Rücken einer Gabel drücken; auf ein bemehltes Brett legen. Die Gnocchi zugedeckt etwa 30 Minuten ruhen lassen.
3 Inzwischen die Pilze putzen und in Scheiben schneiden. Die Schalotte schälen und fein hacken. Das Öl in einer beschichteten Pfanne erhitzen. Die Schalotte darin glasig dünsten. Die Pilze hinzufügen und solange dünsten, bis die Flüssigkeit, die sich dabei bildet, fast wieder verdunstet ist.
4 Den Waldpilzfond und die Sahne angießen und die Sauce bei mittlerer Hitze etwas einkochen lassen und dann bei schwacher Hitze warm halten.
5 Reichlich Salzwasser erhitzen. Die Kartoffelgnocchi hineingeben und darin 4–5 Minuten ziehen lassen.
6 Die Gnocchi mit einem Schaumlöffel herausnehmen, sobald sie an der Oberfläche schwimmen und in einem Sieb abtropfen lassen. Mit der Pilzsauce anrichten.

Je Portion
486 kcal • 2040 kJ
12 g EW • 9 g F • 80 g KH

♦ ZUTATEN ♦
Für eine Portion
250 g fest kochende Kartoffeln
50 g Mehl
1 Eigelb
Salz
Frisch geriebene Muskatnuss
100 g Shiitake-Pilze
1 Schalotte
1 TL Olivenöl
100 ml Waldpilzfond
1 EL Sahne
Pfeffer
Mehl für die Arbeitsfläche

KARTOFFELKLÖSSCHEN MIT MÖHREN UND GRÜNEN BOHNEN

◆ ZUTATEN ◆

Für eine Portion

30 g Fertigmischung für Kartoffelklöße halb und halb
1 TL frische Thymianblättchen (ersatzweise 1/2 TL getrockneter Thymian)
1 EL geriebener Parmesan
1 große Möhre
1 Schalotte
1 TL Butter
100 g grüne TK-Bohnen
300 ml Gemüsebrühe
Salz, Pfeffer
Muskatnuss

1 Das Kloßpulver mit knapp 100 Milliliter kaltem Wasser verrühren. Dann die Thymianblättchen und den geriebenen Parmesan unterrühren. Den Teig etwa 5 Minuten quellen lassen.

2 Inzwischen die Möhre und die Schalotte schälen. Die Möhre in dünne Scheiben schneiden, die Schalotte fein würfeln. Währenddessen die Butter erhitzen.

3 Die Schalotte und die Möhre darin dünsten, bis die Schalotte glasig ist.

4 Nun die grünen Bohnen und die Brühe dazugeben und alles einmal aufkochen lassen.

5 Das Gemüse mit Salz, Pfeffer und Muskat würzen und zugedeckt bei mittlerer bis schwacher Hitze etwa 15 Minuten garen, bis die Möhren und die Bohnen weich sind.

6 Aus dem Kloßteig 6 kleine Klößchen formen. Reichlich Salzwasser zum Kochen bringen. Die Klößchen darin 5–8 Minuten bei schwacher Hitze gar ziehen lassen. Dann die Klößchen mit einem Schaumlöffel herausheben und gut abtropfen lassen.

7 Die Kartoffelklößchen in dem Gemüseeintopf kurz erwärmen, dann sofort servieren.

Variante Sie können den Kloßteig auch mit 2 Scheiben gewürfeltem Lachsschinken oder einer gewürfelten entkernten Tomate mischen. Statt Thymian nehmen Sie dann klein geschnittenes Basilikum oder auch fein gehackte Petersilie.

Je Portion

310 kcal • 1296 kJ
16 g EW • 9 g F • 38 g KH

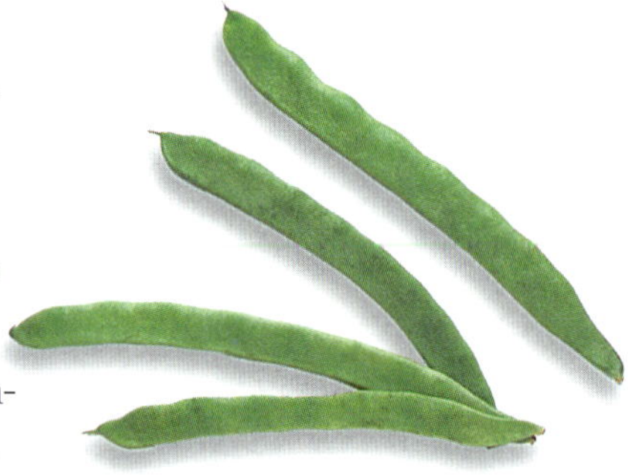

PELLKARTOFFELN

1 Die Kartoffeln gründlich waschen und mit der Schale in wenig Wasser 25–30 Minuten garen.

2 Die Kartoffeln abgießen und kalt abschrecken. In der Schale servieren.

3 Die Kartoffeln am besten mit einer dreizinkigen Kartoffelgabel schälen, vierteln und mit Salz bestreuen. Einen Quark- oder Joghurt-Dipp (Rezepte auf dieser und der folgenden Seite) dazu reichen.

Je Portion
249 kcal • 1047 kJ
6 g EW • 0 g F • 51 g KH

◆ ZUTATEN ◆

Für eine Portion
2–3 fest kochende Kartoffeln (etwa 300 g)
Salz

PAPRIKA-QUARK

1 Den Quark mit der Milch und dem Zitronensaft verrühren.

2 Die Paprikaschote vierteln und putzen. Die Paprikaviertel waschen und trockentupfen. Die Schalotte schälen und fein hacken.

3 Paprika und Schalotte unter den Quark rühren. Den Quark mit Salz, Pfeffer und Paprikapulver würzen.

Je Portion
130 kcal • 549 kJ
16 g EW • 1 g F • 13 g KH

◆ ZUTATEN ◆

Für eine Portion
100 g Magerquark
2 EL Milch
1 TL Zitronensaft
1 kleine rote Paprikaschote
1 Schalotte
Salz, Pfeffer
Paprikapulver, rosenscharf

GURKEN-KNOBLAUCH-QUARK

1 Den Quark mit der Milch und dem Zitronensaft verrühren.

2 Die Gurke schälen, entkernen und grob raspeln; mit dem Olivenöl unter den Quark rühren. Die Knoblauchzehen schälen und durch die Knoblauchpresse dazupressen.

3 Den Quark mit Salz und Pfeffer pikant abschmecken. Die Oliven nach Belieben halbieren und den Quark damit garnieren.

Je Portion
179 kcal • 752 kJ
15 g EW • 8 g F • 9 g KH

◆ ZUTATEN ◆

Für eine Portion
100 g Magerquark
2 EL Milch
1 TL Zitronensaft
1 Stück Salatgurke (etwa 150 g)
1 TL Olivenöl
2 Knoblauchzehen
Salz, Pfeffer
3 schwarze entsteinte Oliven

TOMATEN-QUARK MIT FRÜHLINGSZWIEBELN

♦ ZUTATEN ♦

Für eine Portion
100 g Magerquark
2 EL Milch
1 EL Zitronensaft
1 Tomate
2 Frühlingszwiebeln
1 Knoblauchzehe
1 getrocknete Chilischote
Salz, Pfeffer

1 Quark, Milch und Zitronensaft verrühren.

2 Die Tomate mit kochendem Wasser überbrühen, häuten und klein würfeln. Dabei die Stielansätze und die Kerne entfernen. Die Frühlingszwiebeln waschen, putzen und in feine Ringe schneiden. Die Knoblauchzehe schälen und durchpressen. Die Chilischote zerkrümeln. Alles mit dem Quark verrühren, mit Salz und Pfeffer würzen.

Je Portion
116 kcal • 488 kJ
15 g EW • 1 g F • 10 g KH

SCHNITTLAUCH-QUARK MIT KRABBEN

♦ ZUTATEN ♦

Für eine Portion
100 g Magerquark
2 EL Milch
2 TL Zitronensaft
1 Schalotte
1 Knoblauchzehe
1 EL fein geschnittener Schnittlauch
Salz, weißer Pfeffer
50 g Nordmeerkrabben

1 Den Quark mit Milch und Zitronensaft glatt rühren.

2 Die Schalotte schälen, fein hacken und unter den Quark rühren. Den Knoblauch schälen und dazupressen. Den Schnittlauch ebenfalls unterrühren.

3 Den Quark mit Salz und Pfeffer pikant abschmecken, die Krabben vorsichtig unterheben.

Je Portion
189 kcal • 792 kJ
25 g EW • 2 g F • 14 g KH

KRESSE- SCHNITTLAUCH-QUARK

♦ ZUTATEN ♦

Für eine Portion
1 Blatt weiße Gelatine
1 Schalotte
1 Knoblauchzehe
1/2 Bund Schnittlauch
1/2 Kästchen Kresse
100 g Magerquark
1 EL Schmand
2 EL Joghurt
1 TL Zitronensaft
Salz, Pfeffer
Paprikapulver

1 Die Gelatine in kaltem Wasser einweichen. Die Schalotte schälen und fein hacken. Den Knoblauch schälen. Den Schnittlauch waschen und trockentupfen, dann in feine Röllchen schneiden. Die Kresse vom Beet schneiden.

2 Den Quark mit dem Schmand, dem Joghurt und dem Zitronensaft verrühren, mit Salz, Pfeffer und Paprikapulver würzen.

3 Die Gelatine tropfnass in einen kleinen Topf geben und bei schwacher Hitze auflösen. Dann unter die Quarkcreme rühren. Den Schnittlauch und die Kresse untermischen.

4 Den Quark in eine kleine Schüssel geben und mindestens 2 Stunden kalt stellen.

5 Den Quark aus dem Kühlschrank nehmen. Die Schüssel kurz in heißes Wasser halten, dann auf einen Teller stürzen.

Je Portion
263 kcal • 1103 kJ
28 g EW • 9 g F • 13 g KH

KARTOFFELPÜREE MIT KNOBLAUCH UND ROSMARIN

♦ ZUTATEN ♦

Für eine Portion
250 g mehlig kochende Kartoffeln
Salz
1 Schalotte
1 TL Olivenöl
1 Knoblauchzehe
1/2 TL getrockneter Rosmarin
1/2 TL getrockneter Thymian
80 ml Milch
1 TL Butter
Pfeffer

1 Die Kartoffeln waschen, schälen und würfeln; in einen Topf geben, salzen, knapp mit Wasser bedecken und in etwa 20 Minuten weich garen.

2 Inzwischen die Schalotte schälen und fein hacken. Das Olivenöl in einer beschichteten Pfanne erhitzen und die Schalotte darin bei schwacher Hitze glasig dünsten. Den Knoblauch schälen und dazupressen. Den Rosmarin und den Thymian untermischen, die Mischung beiseite stellen.

3 Die Milch erhitzen. Die Kartoffeln abgießen und mit dem Kartoffelstampfer fein zerdrücken. Die Milch mit der Butter langsam unterrühren, bis ein cremiges Püree entstanden ist. Mit Salz und Pfeffer kräftig würzen.

4 Die Zwiebelmischung zum Schluss unter das Kartoffelpüree mischen.

Variante Dazu passt Ratatouille: Dafür eine gehackte Schalotte in 1 TL Olivenöl glasig dünsten. Eine Prise getrocknete Kräuter der Provence hinzufügen und mitdünsten. 1/4 Aubergine, 1/2 Zucchino und eine Fleischtomate klein würfeln und mit 2–3 EL Gemüsebrühe oder Wasser in den Topf geben. Zugedeckt etwa 15 Minuten bei schwacher Hitze dünsten. Eine Knoblauchzehe dazupressen, mit Salz und Pfeffer würzen.

Je Portion
251 kcal • 1056 kJ
7 g EW • 7 g F • 37 g KH

◆ ZUTATEN ◆

Für eine Portion
250 g mehlig kochende Kartoffeln
Salz
100 g TK-Rahmspinat
75 ml Milch
Pfeffer
Muskatnuss
1 TL Butter

Das Kartoffel-Spinat-Püree kann mit einem Ei gefällig dekoriert werden.

KARTOFFEL-SPINAT-PÜREE

1 Die Kartoffeln waschen, schälen und in kleine Würfel schneiden. Die Kartoffelwürfel in einen Topf geben, knapp mit Salzwasser bedecken und etwa 15 Minuten garen, bis sie weich sind.

2 Den Spinat in einen kleinen Topf geben und bei schwacher Hitze unter Rühren auftauen lassen.

3 Die fertigen Kartoffeln abgießen und unter Schütteln im Topf trocknen. Die Milch erhitzen. Die Kartoffeln durch die Kartoffelpresse drücken. Die Milch und den heißen Spinat mit einem Schneebesen unterrühren, bis ein sahniges Püree entsteht.

4 Das Püree mit Salz, Pfeffer und Muskat abschmecken und die Butter unterrühren.

Tipp Dazu schmeckt ein Spiegelei oder ein wachsweich gekochtes Ei.

Je Portion
340 kcal • 1427 kJ
11 g EW • 10 g F • 47 g KH

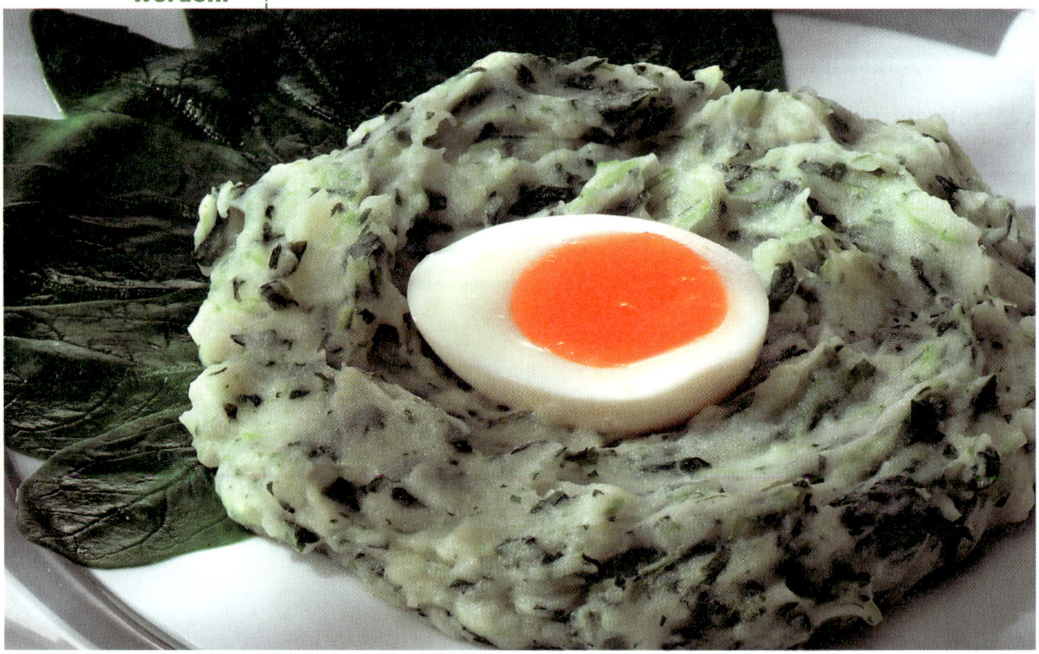

KARTOFFEL-MÖHREN-PÜREE

1 Die Kartoffeln waschen, schälen und in kleine Würfel schneiden. Die Kartoffelwürfel in einen Topf geben, knapp mit Salzwasser bedecken und etwa 15 Minuten garen, bis sie weich sind.

2 Inzwischen die Möhre putzen, schälen und fein raspeln. Mit dem Zitronensaft vermischen und beiseite stellen.

3 Die fertigen Kartoffeln abgießen und unter Schütteln des Topfes trocknen. Die Milch in einem großen Topf erhitzen. Die Kartoffeln durch die Kartoffelpresse drücken. Die Milch hinzufügen und alles mit einem Schneebesen verrühren, bis ein sahniges Püree entstanden ist.

4 Das Püree mit Salz, Pfeffer und Muskatnuss kräftig abschmecken. Die Butter und die geraspelte Möhre unterrühren.

Tipp Dazu passt ein gegrilltes Hähnchenbrustfilet.

Je Portion
260 kcal • 1092 kJ
8 g EW • 2 g F • 48 g KH

♦ ZUTATEN ♦

Für eine Portion
250 g mehlig kochende Kartoffeln
Salz
1 Möhre
1 TL Zitronensaft
75 ml Milch
Pfeffer
Muskatnuss
1 TL Butter

KARTOFFEL-SELLERIE-PÜREE

1 Die Kartoffeln waschen, schälen und in kleine Würfel schneiden. Die Kartoffelwürfel in einen Topf geben, knapp mit Salzwasser bedecken und etwa 15 Minuten garen.

2 Inzwischen den Sellerie schälen und sehr fein raspeln. Die fertigen Kartoffeln abgießen und im Topf schütteln, bis sie trocken sind.

3 Die Milch erhitzen. Die Kartoffeln durch die Kartoffelpresse drücken. Die Milch mit einem Schneebesen unterrühren, bis ein sahniges Püree entstanden ist.

4 Das Püree mit Salz und Pfeffer abschmecken. Die Butter, die gehackten Walnüsse und den Sellerie unter das Püree heben.

Je Portion
282 kcal • 1184 kJ
10 g EW • 3 g F • 49 g KH

♦ ZUTATEN ♦

Für eine Portion
250 g mehlig kochende Kartoffeln
Salz
100 g Knollensellerie
75 ml Milch
Pfeffer
1 TL Butter
1 TL fein gehackte Walnüsse

KARTOFFEL-KERBEL-PÜREE

♦ ZUTATEN ♦

Für eine Portion
250 g mehlig kochende Kartoffeln
Salz
75 ml Milch
Pfeffer
1 TL Butter
1 EL fein gehackter Kerbel

1 Die Kartoffeln waschen, schälen und in kleine Würfel schneiden. Die Kartoffelwürfel in einen Topf geben, knapp mit Salzwasser bedecken und etwa 15 Minuten garen, bis sie weich sind.

2 Die fertigen Kartoffeln abgießen und im Topf schütteln, bis sie trocken sind.

3 Die Milch erhitzen. Die Kartoffeln durch die Kartoffelpresse drücken. Milch mit einem Schneebesen unter die Kartoffeln rühren, bis ein sahniges Püree entstanden ist.

4 Das Püree mit Salz und Pfeffer abschmecken. Die Butter und den fein gehackten Kerbel unterrühren.

Tipp Dazu passt ein gegrilltes Fischfilet.

Je Portion
259 kcal • 1089 kJ
8 g EW • 2 g F • 48 g KH

KARTOFFEL-APFEL-PÜREE

♦ ZUTATEN ♦

Für eine Portion
250 g mehlig kochende Kartoffeln
Salz
1 Apfel
1 TL Zitronensaft
1 TL Butter
1 TL Zucker
75 ml Milch
Frisch geriebene Muskatnuss

1 Die Kartoffeln waschen, schälen und in kleine Würfel schneiden. In einen Topf geben, knapp mit Salzwasser bedecken und etwa 15 Minuten garen, bis sie weich sind.

2 Den Apfel schälen, vierteln und das Kerngehäuse entfernen. Die Apfelviertel fein würfeln und mit dem Zitronensaft beträufeln. Die Butter erhitzen. Den Zucker hineingeben und hellgelb karamellisieren. Die Apfelwürfel darin andünsten und bei schwacher Hitze zugedeckt 5 Minuten garen.

3 Die fertigen Kartoffeln abgießen und im Topf schütteln, bis sie trocken sind.

4 Die Milch erhitzen. Die Kartoffeln durch die Kartoffelpresse drücken. Mit einem Schneebesen unter die Kartoffeln rühren, bis ein sahniges Püree entstanden ist.

5 Mit Salz und Muskatnuss abschmecken. Die Apfelstücke unter das Püree heben.

Je Portion
314 kcal • 1319 kJ
8 g EW • 2 g F • 60 g KH

KARTOFFEL-WIRSING-PÜREE

1 Die Kartoffeln waschen, schälen und in kleine Würfel schneiden. Die Kartoffelwürfel in einen Topf geben, knapp mit Salzwasser bedecken und etwa 15 Minuten garen, bis sie weich sind.

2 Inzwischen den Wirsing putzen, waschen und in feine Streifen schneiden. Die Wirsingstreifen in der Gemüsebrühe etwa 10 Minuten kochen.

3 Die fertigen Kartoffeln abgießen und im Topf schütteln, bis sie trocken sind. Den Wirsing abgießen und abtropfen lassen.

4 Die Milch erhitzen. Die Kartoffeln durch die Kartoffelpresse drücken. Die Milch mit einem Schneebesen unter die Kartoffeln rühren, bis ein sahniges Püree entstanden ist.

5 Die Butter, den Wirsing und den Kümmel unterrühren. Den Knoblauch schälen und dazupressen. Das Püree mit Salz und Pfeffer würzen.

Tipp Dazu passen 2 gegrillte Lammkoteletts oder Lammfiletscheiben.

Je Portion

295 kcal • 1244 kJ

11 g EW • 3 g F • 52 g KH

◆ ZUTATEN ◆

Für eine Portion

250 g mehlig kochende Kartoffeln
Salz
100 g Wirsing
150 ml Gemüsebrühe
75 ml Milch
1 TL Butter
1 Prise gemahlener Kümmel
1 Knoblauchzehe
Pfeffer

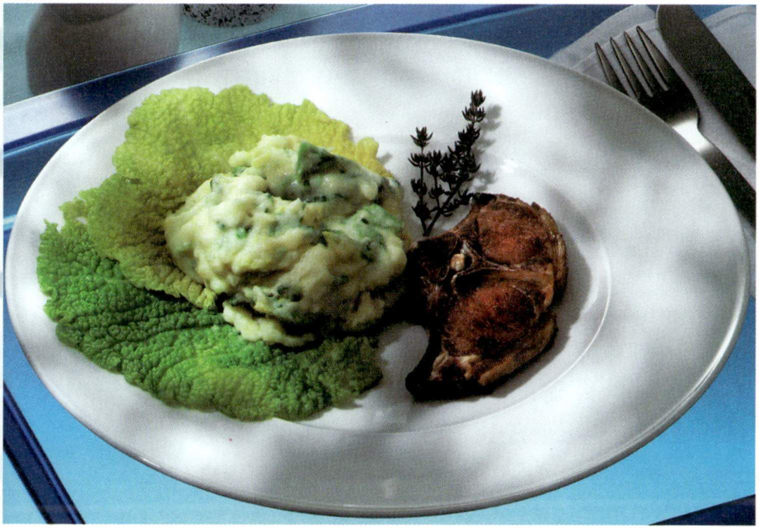

Wie alle Kohlsorten hat Wirsing eine große Menge Indols, die vor Brustkrebs schützen.

Zu diesem Püree passt hervorragend ein Fischfilet.

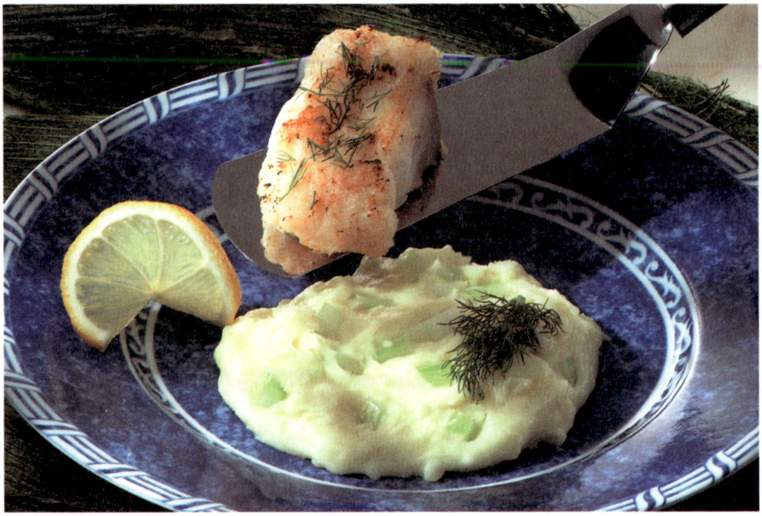

♦ ZUTATEN ♦

Für eine Portion
250 g mehlig kochende Kartoffeln
Salz
1/2 Fenchelknolle
1 TL Butter
75 ml Milch
1 Prise gemahlener Anis

KARTOFFEL-FENCHEL-PÜREE

1 Die Kartoffeln waschen, schälen und in kleine Würfel schneiden. Die Kartoffelwürfel in einen Topf geben, knapp mit Salzwasser bedecken und etwa 15 Minuten garen, bis sie weich sind.

2 Inzwischen den Fenchel waschen und putzen. Das Fenchelgrün fein hacken und beiseite stellen. Den Fenchel in feine Würfel schneiden. Die Butter erhitzen und den Fenchel darin etwa 5 Minuten dünsten.

3 Die fertigen Kartoffeln abgießen und im Topf schütteln, bis sie trocken sind.

4 Die Milch erhitzen. Die Kartoffeln durch die Kartoffelpresse drücken. Die Milch mit einem Schneebesen unterrühren, bis ein sahniges Püree entstanden ist.

5 Das Püree mit Salz und Anis abschmecken. Den Fenchel und das Fenchelgrün unter das Püree mischen.

Tipp Dazu passt ein kleines, gebratenes oder gegrilltes Fischfilet, das Sie mit frischen Kräutern bestreuen.

Je Portion
267 kcal • 1122 kJ
10 g EW • 2 g F • 48 g KH

Kartoffelvarianten aus der Pfanne

In der Pfanne können Sie Kartoffelgerichte zaubern, die es in sich haben. Auch während Ihrer Diät müssen Sie auf Köstlichkeiten wie Rösti, Kartoffelpuffer und Bratkartoffeln nicht verzichten. Da ja alles mit möglichst wenig Fett gebraten oder gebacken werden soll, brauchen Sie für die Gerichte dieses Kapitels unbedingt eine beschichtete Pfanne. Wenn Sie für sich alleine kochen, sollte die Pfanne auch möglichst klein sein. Ein Durchmesser von etwa 20 Zentimeter wäre ideal. Beschichtete Pfannen gibt es für jeden Geldbeutel. Gute Pfannen mit hochwertigen Beschichtungen haben allerdings ihren Preis. Aber eine gute Pfanne ist ja schließlich auch eine Anschaffung für längere Zeit und die Grundvoraussetzung für ein gutes Gelingen der Rezepte.

KARTOFFELOMELETT MIT BLATTSPINAT

1 Den Spinat auftauen lassen. Inzwischen die Schalotte und die Knoblauchzehe schälen und fein hacken. Das Olivenöl erhitzen. Die Schalotte und die Knoblauchzehe darin glasig dünsten. Den Spinat ausdrücken, klein schneiden, hinzufügen und kurz mitdünsten.

2 Die Kartoffeln schälen und in Scheiben schneiden; zum Spinat in die Pfanne geben und goldgelb anbraten. Mit Salz, Pfeffer und Cayennepfeffer abschmecken.

3 Das Ei mit der Milch, dem Parmesan und der Petersilie verrühren, mit Salz und Pfeffer würzen und über die Kartoffeln gießen. Alles bei schwacher Hitze weitergaren, bis die Eiermasse gestockt ist.

4 Das Kartoffelomelett auf einen Teller stürzen, mit der ungebackenen Seite nach unten wieder in die Pfanne geben und noch kurz braten.

Je Portion

442 kcal • 1855 kJ

28 g EW • 17 g F • 36 g KH

♦ ZUTATEN ♦

Für eine Portion

150 g TK-Blattspinat
1 Schalotte
1 Knoblauchzehe
1 TL Olivenöl
200 g gekochte fest kochende Kartoffeln
Salz, Pfeffer
Cayennepfeffer
1 Ei
2 EL Milch
1 EL geriebener Parmesan
1 TL gehackte Petersilie

KARTOFFEL-ZUCCHINI-OMELETT

ZUTATEN

Für eine Portion
200 g gekochte fest kochende Kartoffeln
1/2 kleiner Zucchino
1 Tomate
Salz
1 Schalotte
1 Knoblauchzehe
1 TL Olivenöl
Weißer Pfeffer
1 Ei
1 EL geriebener Bergkäse
1 EL fein geschnittener Schnittlauch

1 Die Kartoffeln schälen und in Scheiben schneiden. Den Zucchino waschen, putzen, vierteln und in feine Scheiben schneiden.

2 Die Tomate mit kochendem Wasser überbrühen und kurz darin ziehen lassen; dann häuten und in kleine Würfel schneiden.

3 Die Schalotte schälen und fein hacken. Den Knoblauch schälen.

4 Das Olivenöl in einer beschichteten Pfanne erhitzen. Die Schalotte darin glasig dünsten. Den Knoblauch dazupressen. Die Zucchinischeiben hineingeben und kurz mitdünsten. Dann die Kartoffelscheiben und die Tomatenwürfel dazugeben. Mit Salz und Pfeffer würzen.

5 Das Ei mit dem Käse und dem Schnittlauch verquirlen und über das Gemüse gießen. Bei schwacher Hitze etwa 10 Minuten stocken lassen.

6 Das Omelett wenden und in etwa 5 Minuten fertig garen.

Je Portion
408 kcal • 1710 kJ
20 g EW • 16 g F • 25 g KH

RÖSTI MIT MÖHREN UND EI

ZUTATEN

Für eine Portion
200 g mehlig kochende Kartoffeln
1 Schalotte
2 Möhren
1 TL Mehl
1 Ei
Salz, Pfeffer
1 TL Öl

1 Die Kartoffeln waschen, schälen und auf einem Gemüsehobel grob raspeln. Die Schalotte schälen und fein hacken. Die Möhren putzen, schälen und fein raspeln.

2 Die Kartoffeln, die Schalotte und die Möhrenraspel mit dem Mehl und dem Ei in einer Schüssel gründlich mischen, mit Salz und Pfeffer kräftig würzen.

3 Das Öl in einer beschichteten Pfanne erhitzen. Die Kartoffelmischung hineingeben und flach drücken.

4 Die Rösti bei schwacher Hitze zugedeckt etwa 15 Minuten braten, bis sie an der Unterseite gebräunt sind.

5 Die Rösti auf einen Teller gleiten lassen. Das restliche Öl in die Pfanne geben. Die Rösti mit der ungebackenen

Seite nach unten wieder hineingeben und bei schwacher Hitze in weiteren 15 Minuten offen fertig braten.
6 Die Rösti von der Kochstelle nehmen und zugedeckt noch etwa 10 Minuten ruhen lassen, dann auf einem vorgewärmten Teller servieren.

Je Portion
327 kcal • 1373 kJ
13 g EW • 11 g F • 39 g KH

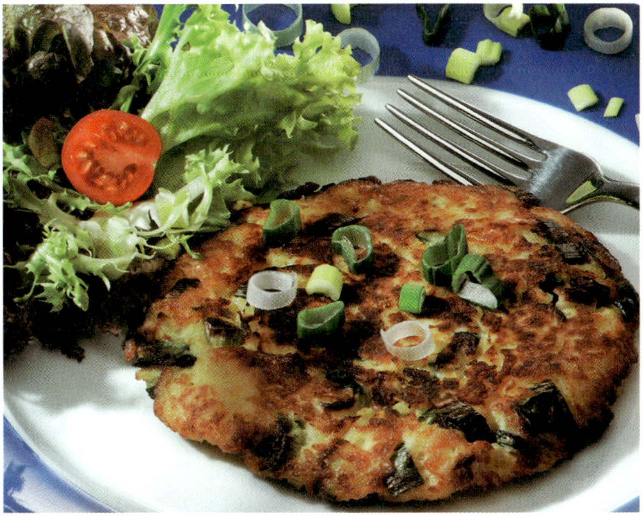

KARTOFFELRÖSTI MIT FRÜHLINGSZWIEBELN UND KÄSE

Kartoffeln nach Art der Eidgenossen – Rösti kommen aus der Schweiz.

♦ ZUTATEN ♦

Für eine Portion
250 g gekochte fest kochende Kartoffeln
4 Frühlingszwiebeln
1 Knoblauchzehe
1 Ei
Salz, Pfeffer
1 EL geriebener Emmentaler
1 TL Öl

1 Die Kartoffeln schälen und grob raspeln. Die Frühlingszwiebeln gründlich waschen, putzen und mit dem Grün in feine Ringe schneiden. Einen Teil des Grüns zum Garnieren beiseite stellen.
2 Kartoffeln und Frühlingszwiebeln in einer Schüssel mischen. Die Knoblauchzehe schälen und dazupressen. Das Ei und den Käse unterrühren, mit Salz und Pfeffer würzen.
3 Das Öl in einer beschichteten Pfanne erhitzen. Die Kartoffelmischung hineingeben, glatt streichen und bei schwacher Hitze etwa 10 Minuten braten. Dann wenden, auf der zweiten Seite ebenfalls etwa 10 Minuten braten. Auf einen großen Teller gleiten lassen und mit den beiseite gestellten Zwiebelröhrchen garnieren.
Tipp Genehmigen Sie sich eine große Portion gemischten Blattsalat dazu.

Je Portion
463 kcal • 1945 kJ
20 g EW • 12 g F • 50 g KH

KARTOFFEL-MANGOLD-FLADEN

♦ ZUTATEN ♦

Für eine Portion
1 Schalotte
1 Knoblauchzehe
250 g fest kochende Kartoffeln
200 g Mangold
Salz
1 TL Butter
1 TL Sonnenblumenöl
Pfeffer
3 EL fettreduzierter Kräuter-Frischkäse

1 Die Schalotte und den Knoblauch schälen und fein hacken. Die Kartoffeln waschen, schälen und in hauchdünne Scheiben schneiden.

2 Den Mangold gründlich waschen und putzen; tropfnass in einen Topf geben und bei schwacher Hitze zusammenfallen lassen. Mit Salz würzen und beiseite stellen.

3 Die Butter erhitzen. Schalotte und Knoblauch darin bei schwacher Hitze glasig dünsten. Den Mangold ausdrücken, dazugeben und etwa 2–3 Minuten mitdünsten. Mit Salz, Pfeffer und Muskat würzen. Dann den Pfanneninhalt in ein feines Sieb geben und abtropfen lassen.

4 Das Öl in einer kleinen Pfanne erhitzen. Die Hälfte der Kartoffelscheiben darin auslegen, mit Salz und Pfeffer würzen. Den Mangold und den Frischkäse darauf verteilen, mit den restlichen Kartoffelscheiben bedecken.

5 Den Fladen zugedeckt bei mittlerer Hitze etwa 5 Minuten braten. Dann wenden und auch die zweite Seite goldbraun braten. Auf einem vorgewärmten Teller anrichten und sofort servieren.

Tipp Dazu schmeckt eine große Schüssel grüner Salat.

Je Portion
367 kcal • 1537 kJ
20 g EW • 6 g F • 50 g KH

Mit dem fast vergessenen Mangold lässt sich ein ausgezeichneter Fladen machen.

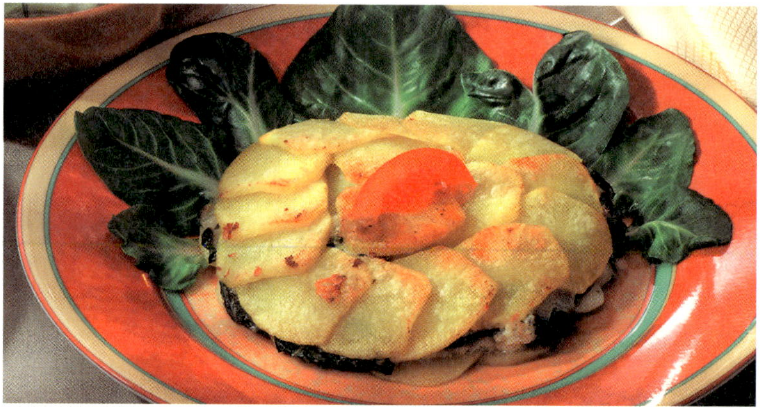

KARTOFFEL-KÄSE-KÜCHLEIN MIT SPITZKOHL

1 Die Kartoffeln waschen und mit der Schale in wenig Wasser in etwa 30 Minuten weich garen.

2 Inzwischen das Brötchen in Würfel schneiden und mit lauwarmem Wasser knapp bedecken, dann zugedeckt beiseite stellen.

3 Die Schalotte schälen und fein hacken. Ein Drittel der Butter in einer kleinen beschichteten Pfanne zerlassen und die Schalotte darin glasig dünsten. Die Petersilie hinzufügen und kurz mitdünsten, dann beiseite stellen und abkühlen lassen.

4 Den Spitzkohl in feine Streifen schneiden und kurz in stehendem kaltem Wasser waschen, dann gut abtropfen lassen.

5 Die Kartoffeln abgießen, kalt abschrecken und kurz abdampfen lassen; dann pellen und noch heiß durch die Kartoffelpresse drücken. Die Masse etwas abkühlen lassen und dann mit dem ausgedrückten Brötchen, der Schalotten-Petersilien-Mischung, Käse, Eigelb und Mehl mischen, mit Salz und Pfeffer würzen. Aus dem Teig runde Küchlein formen.

6 Das zweite Drittel der Butter in einem Topf zerlassen und den Kohl darin kurz andünsten. Die Gemüsebrühe und den Kümmel hinzufügen und den Spitzkohl zugedeckt bei schwacher Hitze in 10 Minuten bissfest garen.

7 Die restliche Butter in einer Pfanne erhitzen und die Kartoffelküchlein darin von jeder Seite etwa 4 Minuten bei mittlerer Hitze braten.

8 Den Kohl mit Salz und Pfeffer würzen und zusammen mit den Kartoffel-Käse-Küchlein auf einem vorgewärmten Teller anrichten.

Tipp Kohl ist ein bewährtes Heilmittel bei Magengeschwüren. Essen Sie also in diesem Fall viel Kohl, und machen Sie sich Umschläge aus den Blättern.

Je Portion

490 kcal • 2048 kJ

26 g EW • 14 g F • 61 g KH

♦ ZUTATEN ♦

Für eine Portion

200 g mehlig kochende Kartoffeln
1/2 Brötchen vom Vortag
1 Schalotte
1 TL Butter
1 EL fein gehackte Petersilie
150 g Spitzkohl
1 EL geriebener Bergkäse
1 Eigelb
1/2 EL Mehl
Salz, Pfeffer
75 ml Gemüsebrühe
1/2 TL Kümmel

KARTOFFEL-MÖHREN-KÜCHLEIN

◆ ZUTATEN ◆

Für eine Portion
200 g mehlig kochende Kartoffeln, am Vortag gekocht
1 Ei
1 EL Mehl
Salz, Pfeffer
Muskatnuss
1 Möhre
2 Frühlingszwiebeln
1 TL Butter
Cayennepfeffer
1 EL gehackte Petersilie

1 Die Kartoffeln schälen und durch die Kartoffelpresse drücken. Das Ei trennen. Das Eigelb mit den Kartoffeln und dem Mehl zu einem glatten Teig verkneten, mit Salz, Pfeffer und Muskat kräftig würzen.

2 Die Möhre schälen und grob raspeln. Die Frühlingszwiebeln waschen, putzen und in feine Scheiben schneiden.

3 Die Hälfte der Butter in einer beschichteten Pfanne erhitzen. Möhren und Frühlingszwiebeln darin etwa 5 Minuten dünsten. Mit Salz, Pfeffer und Cayennepfeffer würzen.

4 Die Petersilie und die Möhren-Frühlingszwiebel-Mischung unter den Kartoffelteig rühren. Das Eiweiß mit einer Prise Salz steif schlagen und unterziehen.

5 Die restliche Butter in einer beschichteten Pfanne erhitzen. Den Kartoffelteig mit einem Löffel hineingeben und zu kleinen Küchlein formen. Die Küchlein von beiden Seiten goldbraun braten.

Tipp Dazu passt Tomatensalat mit Zwiebelringen.

Je Portion
373 kcal • 1565 kJ
15 g EW • 10 g F • 51 g KH

KARTOFFEL-ZUCCHINI-KÜCHLEIN

◆ ZUTATEN ◆

Für eine Portion
200 g mehlig kochende Kartoffeln
1 kleiner Zucchino
1 Ei
2 EL Mehl
Salz, Pfeffer
Muskatnuss
1 TL Butterschmalz

1 Die Kartoffeln waschen und mit der Schale in wenig Wasser zugedeckt 25–30 Minuten garen.

2 Die Kartoffeln abgießen, kalt abschrecken und etwas abkühlen lassen; dann schälen, noch warm durch die Kartoffelpresse drücken und abkühlen lassen.

3 Inzwischen den Zucchino waschen, putzen und auf einer Gemüsereibe grob raspeln. Die Kartoffeln mit Ei, Mehl und Zucchino verkneten und mit Salz, Pfeffer und Muskatnuss würzen.

4 Den Kartoffelteig auf leicht bemehlter Fläche zur Rolle formen. Die Rolle in Scheiben schneiden. Die Scheiben etwas flach drücken.

5 Das Butterschmalz in einer beschichteten Pfanne erhitzen und die Kartoffel-Zucchini-Küchlein darin nacheinander auf beiden Seiten goldbraun braten.

Je Portion
417 kcal • 1748 kJ
17 g EW • 13 g F • 53 g KH

KARTOFFELPUFFER MIT WIRSING

♦ ZUTATEN ♦

Für eine Portion
1/2 Wirsing
250 g vorwiegend fest kochende Kartoffeln
1 Eigelb
1 EL Mehl
Salz, Pfeffer
1 TL Butter
100 ml Gemüsebrühe
1 EL saure Sahne
Fett für die Form

1 Den Wirsing waschen und die äußeren Blätter entfernen. Den Kopf vierteln und den Strunk entfernen. Die Wirsingstücke in Streifen schneiden. Den Backofen auf 225 °C vorheizen. Eine feuerfeste Form einfetten.

2 Für die Kartoffelpuffer die Kartoffeln schälen, waschen und fein reiben. Den Saft, der sich bildet, abgießen. Kartoffeln, Eigelb und Mehl verrühren. Die Masse mit Salz und Pfeffer würzen.

3 Von dem Kartoffelteig mit einem Löffel Portionen abnehmen, in die Form setzen und zu Puffern glatt streichen. Die Puffer im Backofen (Mitte; Gas 5; Umluft 200 °C) in etwa 20 Minuten goldbraun backen, die Puffer dabei einmal wenden.

4 Die Butter in einer beschichteten Pfanne erhitzen. Den Wirsing darin andünsten, dann mit der Brühe ablöschen und zugedeckt etwa 15 Minuten garen. Den Wirsing mit Salz und Pfeffer würzen. Zum Schluss die saure Sahne untermischen.
Die Kartoffelpuffer mit dem Gemüse auf einem vorgewärmten Teller anrichten.

Je Portion
514 kcal • 2161 kJ
21 g EW • 9 g F • 65 g KH

Der Kartoffelpuffer kann auch mit Spinat serviert werden.

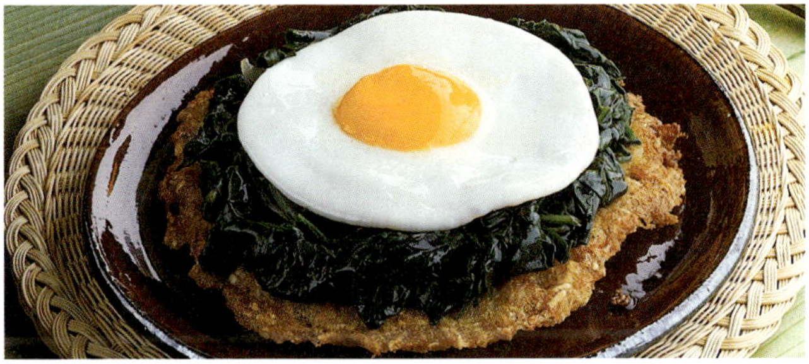

KARTOFFEL-LAUCH-PUFFER MIT KRABBEN

♦ ZUTATEN ♦

Für eine Portion
250 g fest kochende Kartoffeln
1 kleine Stange Lauch
3 EL saure Sahne
1 EL fein geschnittener Schnittlauch
Salz, weißer Pfeffer
1 Eigelb
50 g Nordmeerkrabben
1 TL Öl

1 Die Kartoffeln waschen und mit der Schale in wenig Wasser etwa 15 Minuten kochen. Die Kartoffeln dann abgießen, kalt abschrecken, pellen und abkühlen lassen.

2 Den Lauch putzen, längs aufschlitzen, gründlich waschen und in sehr feine Ringe schneiden. Die saure Sahne mit der Hälfte vom Schnittlauch verrühren, mit Salz und Pfeffer würzen.

3 Die Kartoffeln fein reiben. Mit dem Eigelb und dem Lauch mischen und mit Salz und Pfeffer würzen.

4 Etwas Öl in einer Pfanne erhitzen. Von der Kartoffelmasse je einen Esslöffel abnehmen und in der Pfanne zu flachen Puffern formen. Die Puffer auf jeder Seite bei mittlerer Hitze etwa 5 Minuten braten, bis sie goldgelb sind.

5 Die Puffer auf einem Teller mit der sauren Sahne und den Krabben anrichten. Mit den restlichen Schnittlauchröllchen bestreuen.

Je Portion
374 kcal • 1571 kJ
28 g EW • 11 g F • 34 g KH

KARTOFFEL-KRÄUTER-PLÄTZCHEN

♦ ZUTATEN ♦

Für eine Portion
300 g mehlig kochende Kartoffeln
Salz
1 Bund frische Kräuter (Schnittlauch, Kerbel, Petersilie)
1 Knoblauchzehe
1 1/2 EL Mehl
1 kleines Ei
Pfeffer
Muskatnuss
1 TL Sonnenblumenöl

1 Die Kartoffeln waschen, schälen und würfeln; knapp mit Salzwasser bedeckt etwa 15 Minuten garen. Inzwischen die Kräuter waschen, trockentupfen und fein hacken. Den Knoblauch schälen.

2 Die Kartoffeln abgießen und im Topf trockenschütteln; noch heiß durch die Kartoffelpresse in eine Schüssel drücken. Das Mehl, das Ei und die Kräuter hinzufügen, den Knoblauch dazupressen. Alles gründlich miteinander vermengen und mit Salz, Pfeffer und Muskat würzen.

3 Das Öl in einer beschichteten Pfanne erhitzen. Von dem Teig mit einem Holzlöffel Portionen abnehmen und in der Pfanne zu runden Puffern formen. Die Puffer von beiden Seiten hellbraun braten.

Variante Dazu passt ein Joghurt-Kräuter-Dipp: Einen Becher fettarmen Joghurt mit 2 Esslöffeln Kräutern verrühren. Eine Knoblauchzehe dazupressen und unterrühren. Mit Salz, Pfeffer und Cayennepfeffer würzen.

Je Portion
384 kcal • 1613 kJ
15 g EW • 11 g F • 50 g KH

BRATKARTOFFELPFANNE MIT EI

♦ ZUTATEN ♦

Für eine Portion
250 g fest kochende Kartoffeln
3 Frühlingszwiebeln
1 TL Butter
Salz, Pfeffer
1 Tomate
1 Ei
1 EL geriebener Gruyère

1 Die Kartoffeln waschen, schälen und in dünne Scheiben schneiden. Die Frühlingszwiebeln putzen, waschen und in Ringe schneiden.
2 Von der Butter 1/2 Teelöffel in einer beschichteten Pfanne erhitzen. Die Kartoffelscheiben darin von beiden Seiten goldbraun braten.
3 Die Frühlingszwiebeln dazugeben. Die Kartoffeln mit Salz und Pfeffer kräftig würzen und bei schwacher Hitze in etwa 15 Minuten braten, bis sie weich sind, dabei gelegentlich wenden.
4 Die Tomate mit kochendem Wasser überbrühen und kurz darin ziehen lassen; dann kalt abschrecken, häuten und würfeln, dabei den Stielansatz entfernen. Die Tomatenwürfel unter die Kartoffeln mischen.
5 Die restliche Butter in einer zweiten beschichteten Pfanne erhitzen und das Spiegelei darin braten. Den Käse über die Kartoffeln streuen und schmelzen lassen.

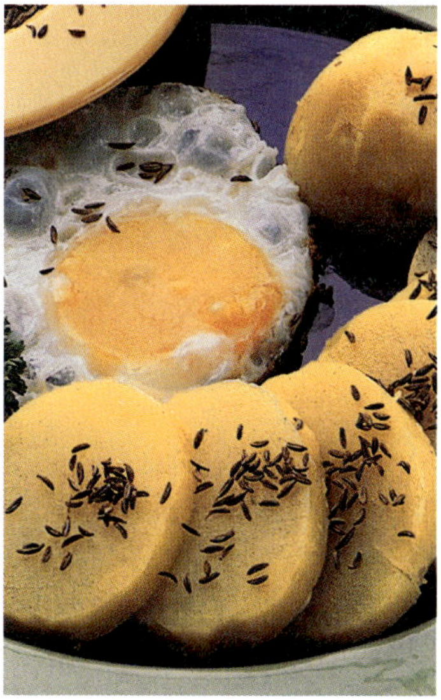

Je Portion
400 kcal • 1672 kJ
20 g EW • 10 g F • 35 g KH

Bratkartoffeln kann man schmackhaft mit Kümmel würzen.

KARTOFFEL-PFANNE MIT GERÄUCHERTEM SCHELLFISCHFILET

♦ ZUTATEN ♦

Für eine Portion
300 g fest kochende Kartoffeln, am Vortag gekocht
5 Frühlingszwiebeln
1 TL Butter
Salz, Pfeffer
75 g geräuchertes Schellfischfilet
1/2 Bund Schnittlauch

1 Die Kartoffeln schälen und in Scheiben schneiden. Die Frühlingszwiebeln waschen, putzen und in feine Ringe schneiden.

2 Die Butter in einer Pfanne zerlassen. Die Zwiebeln darin bei schwacher Hitze glasig dünsten.

3 Die Kartoffeln hinzufügen, mit Salz und Pfeffer würzen und bei mittlerer Hitze rundum goldgelb braten.

4 Das Schellfischfilet von der Haut befreien und in kleine Stücke zerpflücken. Den Schnittlauch waschen, trockentupfen und in feine Röllchen schneiden.

5 Das Schellfischfilet locker unter die Bratkartoffeln mischen und kurz erwärmen. Die Kartoffel-Fisch-Pfanne auf einen vorgewärmten Teller geben und mit dem Schnittlauch bestreuen.

Tipp Dazu schmeckt Tomatensauce.

Je Portion
402 kcal • 1693 kJ
30 g EW • 6 g F • 50 g KH

FISCHERSCHMAUS

♦ ZUTATEN ♦

Für eine Portion
300 g gekochte fest kochende Kartoffeln vom Vortag
1 kleine Zwiebel
1 TL Butterschmalz
2 Gewürzgurken
100 g Nordmeerkrabben
1 Ei
1 EL Milch
Salz, Pfeffer

1 Die Kartoffeln schälen und in Scheiben schneiden. Die Zwiebel schälen und fein hacken.

2 Das Butterschmalz in einer Pfanne zerlassen und die Zwiebel darin glasig dünsten. Die Kartoffelscheiben hinzufügen und bei mittlerer Hitze goldbraun braten.

3 Die Gewürzgurken in kleine Würfel schneiden. Mit den Krabben vorsichtig unter die Bratkartoffeln mengen.

4 Das Ei mit der Milch verquirlen und über die Kartoffeln gießen. So lange braten, bis das Ei gestockt ist. Mit Salz und Pfeffer würzen und servieren.

Je Portion
532 kcal • 2233 kJ
34 g EW • 13 g F • 48 g KH

KARTOFFEL-SAUERKRAUT-GRÖSTL

1 Die Kartoffeln schälen und in kleine Würfel schneiden. Das Sauerkraut mit einer Gabel zerpflücken und etwas klein schneiden.

2 Die Schalotte schälen und fein hacken. Das Butterschmalz erhitzen und die Schalotte darin glasig dünsten. Die Kartoffelwürfel und das Sauerkraut hinzufügen und alles bei mittlerer Hitze hellbraun rösten.

3 Den Schinken ohne Fettrand fein würfeln. Den Schnittlauch waschen und trockentupfen, dann in feine Röllchen schneiden.

4 Den Schinken unter die Bratkartoffeln mischen und ebenfalls kurz mitbraten. Das Kartoffel-Sauerkraut-Gröstl mit Salz und Pfeffer würzen und mit dem Schnittlauch bestreut auf einem vorgewärmten Teller servieren.

Je Portion

392 kcal • 1649 kJ

14 g EW • 7 g F • 60 g KH

♦ ZUTATEN ♦

Für eine Portion

300 g fest kochende Kartoffeln, am Vortag gekocht
200 g Sauerkraut
1 Schalotte
1 TL Butterschmalz
1 Scheibe magerer Schinken
1/2 Bund Schnittlauch
Salz, Pfeffer

BRATKARTOFFELN MIT PAPRIKA

1 Die rote und die grüne Paprikaschote waschen, putzen und in feine Streifen schneiden. Die Zwiebel schälen, halbieren und in feine Scheiben schneiden. Die Kartoffeln schälen und ebenfalls in Scheiben schneiden.

2 Das Butterschmalz in einer beschichteten Pfanne zerlassen. Die Zwiebel darin bei schwacher Hitze glasig dünsten. Dann die Kartoffeln und die Paprikastreifen hinzufügen und alles bei mittlerer Hitze braten, bis die Kartoffeln hellgelb sind.

3 Den Dill waschen und die feinen Spitzen abzupfen.

4 Die Bratkartoffelpfanne auf einem vorgewärmten Teller anrichten und mit den Dillspitzen bestreuen, mit Salz und Pfeffer kräftig würzen.

Je Portion

356 kcal • 1495 kJ

9 g EW • 6 g F • 61 g KH

♦ ZUTATEN ♦

Für eine Portion

1 rote Paprikaschote
1 grüne Paprikaschote
1 weiße Zwiebel
300 g fest kochende Kartoffeln, am Vortag gekocht
1 TL Butterschmalz
Einige Zweige Dill
Salz, Pfeffer

BRATKARTOFFELN MIT KRÄUTERN DER PROVENCE

♦ ZUTATEN ♦

Für eine Portion
300 g fest kochende Kartoffeln
1 Zwiebel
1 TL Butter
1 TL Olivenöl
1 TL getrocknete Kräuter der Provence
1 Knoblauchzehe
Salz, Pfeffer
4–5 schwarze Oliven

1 Die Kartoffeln waschen und mit der Schale in wenig Wasser etwa 10 Minuten zugedeckt vorgaren.

2 Inzwischen die Zwiebel schälen und in feine Ringe schneiden. Die Butter und 1/2 Teelöffel Olivenöl in einer beschichteten Pfanne erhitzen. Die Zwiebelringe darin goldbraun braten, dann herausnehmen und beiseite stellen.

3 Die Kartoffeln abgießen, kalt abschrecken und etwas abkühlen lassen. Dann in sehr feine Scheiben schneiden. Das restliche Öl in die Pfanne geben und stark erhitzen. Die Kartoffelscheiben darin bei mittlerer Hitze in etwa 20 Minuten auf beiden Seiten goldbraun braten.

4 Die Zwiebelringe mit den Kräutern der Provence unter die Bratkartoffelscheiben mischen. Den Knoblauch schälen und dazupressen. Die Kartoffeln mit Salz und Pfeffer würzen und mit den schwarzen Oliven garnieren.

Je Portion
252 kcal • 1058 kJ
5 g EW • 10 g F • 32 g KH

BAUERNSCHMAUS

♦ ZUTATEN ♦

Für eine Portion
1/2 rote Paprikaschote
1 Schalotte
250 g gekochte fest kochende Kartoffeln
1 Scheibe magerer Schinken
1 TL Öl
Salz, Pfeffer
1 Ei
2 EL Milch
1 EL gehackter Schnittlauch
Muskatnuss

1 Die Paprikaschote putzen und waschen, anschließend in kleine Würfel schneiden. Die Schalotte schälen und fein hacken.

2 Die Kartoffeln schälen und in kleine Würfel schneiden. Den Schinken klein würfeln, den Fettrand vorher aber entfernen.

3 Das Öl in einer beschichteten Pfanne erhitzen. Die Schalotte darin glasig dünsten. Die Paprika dazugeben und etwa 5 Minuten mitdünsten. Dann die Kartoffel- und die Schinkenwürfel hinzufügen. Die Mischung mit Salz und Pfeffer würzen.

4 Das Ei mit der Milch verquirlen und die Hälfte des Schnittlauchs unterrühren, über die Zutaten in der Pfanne gießen und bei schwacher

Hitze zugedeckt in etwa 10 Minuten stocken lassen.

5 Das Omelett mit dem restlichen Schnittlauch bestreuen, auf einen Teller gleiten lassen und servieren.

Tipp Dazu passt eine Portion gemischter Blattsalat.

Je Portion
367 kcal • 1543 kJ
7 g EW • 12 g F • 10 g KH

KARTOFFEL-GEMÜSE-SPIESSE MIT RIESENGARNELEN

1 Die Kartoffeln schälen und vierteln. Die Riesengarnelen schälen und den schwarzen Darm mit einem scharfen Messer entfernen. Den Zucchino waschen, putzen und in dicke Scheiben schneiden. Die Paprika vierteln, waschen und putzen. Die Viertel nochmals halbieren. Die Pilze putzen.

2 Die Kartoffeln mit den Riesengarnelen, den Zucchinischeiben, den Paprikastücken und den Pilzen abwechselnd auf zwei Schaschlikspieße stecken. Die Spieße mit Salz und Pfeffer würzen.

3 Das Olivenöl in einer beschichteten Pfanne erhitzen. Die Spieße darin unter gelegentlichem Wenden bei mittlerer bis schwacher Hitze etwa 15 Minuten braten, bis sie schön gebräunt sind und das Gemüse bissfest ist.

Tipp Nehmen Sie zum Braten oder Grillen am besten Metallspieße. Diese brechen nicht und sind auch zum Grillen über Holzkohlenglut sehr gut geeignet.

Je Portion
378 kcal • 1586 kJ
27 g EW • 8 g F • 43 g KH

♦ ZUTATEN ♦

Für eine Portion
200 g gekochte fest kochende Kartoffeln
4 rohe Riesengarnelen
1 kleiner Zucchino (etwa 100 g)
1 kleine rote Paprikaschote
4–6 Champignons
Salz, Pfeffer
1 TL Olivenöl

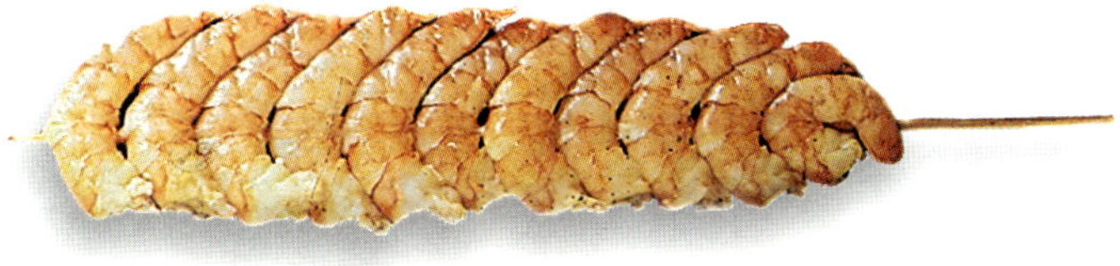

Köstliche Gerichte mit Kartoffeln aus dem Backofen

Aufläufe und Soufflees sind traditionelle Gerichte, die schon unsere Großmütter zu schätzen wussten. Das klingt zwar nach kompakten Gerichten, doch »modern« zubereitet, haben auch Kartoffelgerichte aus dem Backofen heute ihren festen Platz in der Diätküche.

KARTOFFEL-MÖHREN-SOUFFLEE

♦ ZUTATEN ♦

Für eine Portion
150 g mehlig kochende Kartoffeln
100 g Möhren
1 cm frische Ingwerwurzel
1 Knoblauchzehe
100 ml Milch
1 TL Butter
Salz, Pfeffer
1 Prise Kreuzkümmel
1 TL Curry
1 großes Ei
2 EL Magerquark
1 EL geriebener Cheddar
1 Prise Backpulver
Fett für die Form

1 Die Kartoffeln waschen und in wenig Wasser in 25–30 Minuten weich kochen. Die Möhren schälen und in feine Scheiben schneiden. In wenig Flüssigkeit weich dünsten.

2 Inzwischen die Ingwerwurzel schälen und fein reiben. Den Knoblauch schälen.

3 Die Kartoffeln abgießen, schälen und durch die Kartoffelpresse drücken. Die Möhren mit dem Mixstab pürieren. Möhren und Kartoffeln in einer Schüssel mischen.

4 Die Milch mit der Butter erwärmen und mit einem Schneebesen unter die Kartoffel-Möhren-Mischung rühren. Den Knoblauch dazupressen. Das Püree mit Salz, Pfeffer, Kreuzkümmel und Curry würzen und abkühlen lassen.

5 Den Backofen auf 180 °C vorheizen. Eine Souffleeform von etwa 1/2 Liter Inhalt einfetten. Das Ei trennen. Das Eigelb mit dem Quark und dem Cheddar unter die Kartoffel-Möhren-Masse rühren. Das Eiweiß zu steifem Schnee schlagen, mit dem Backpulver locker unter die Kartoffel-Möhren-Masse heben.

6 Die Masse sofort in die Form füllen. Das Soufflee im Backofen (Mitte; Gas 2–3; Umluft 160 °C) etwa 30 Minuten backen, bis es aufgegangen und leicht gebräunt ist. Das Soufflee dann herausnehmen und sofort servieren.

Je Portion
419 kcal • 1759 kJ
24 g EW • 15 g F • 40 g KH

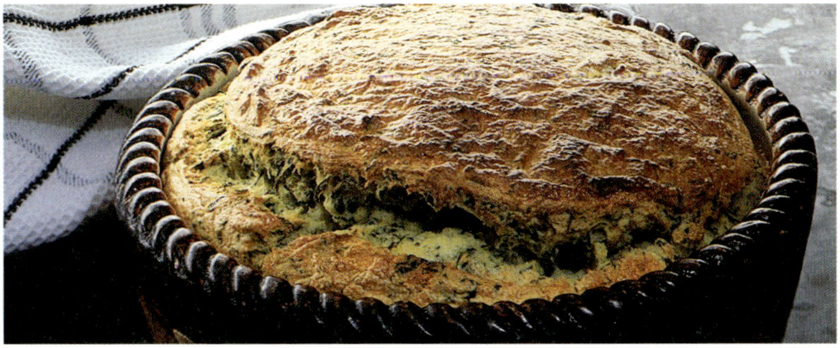

Mit dem Kartoffel-Kräuter-Soufflee können Sie auch absolute »Fleischfresser« begeistern.

KARTOFFEL-KRÄUTER-SOUFFLEE

1 Die Kartoffeln waschen und mit der Schale in wenig Wasser etwa 30 Minuten kochen.

2 Inzwischen die Frühlingszwiebeln putzen, waschen und fein hacken. Basilikum und Thymian waschen und trockentupfen. Die Basilikumblättchen in feine Streifen schneiden. Die Thymianblättchen von den Stielen streifen. Den Knoblauch schälen.

3 Die Kartoffeln abgießen und kurz abkühlen lassen. Dann schälen und noch heiß durch die Presse drücken. Die Milch mit der Butter erwärmen und mit einem Schneebesen unter die Kartoffeln rühren. Die Kräuter untermischen, den Knoblauch dazupressen. Das Püree mit Salz und Pfeffer würzen und abkühlen lassen.

4 Den Backofen auf 180 °C vorheizen. Eine Souffleeform von 400 Milliliter Inhalt einfetten. Das Ei trennen. Das Eigelb mit dem Quark verrühren und mit dem Käse unter das Kartoffelpüree rühren. Die beiden Eiweiße zu steifem Schnee schlagen. Mit dem Backpulver unter das Püree heben.

5 Die Masse in die Form füllen. Das Soufflee im Backofen (Mitte; Gas 2–3; Umluft 160 °C) etwa 35 Minuten backen, bis es aufgegangen und leicht gebräunt ist.

Tipp Dazu passt Tomatensalat mit Zwiebeln.

Je Portion

433 kcal • 1818 kJ

30 g EW • 15 g F • 36 g KH

♦ ZUTATEN ♦

Für eine Portion

250 g mehlig kochende Kartoffeln
2 Frühlingszwiebeln
1 Zweig frisches Basilikum
1 Zweig frischer Thymian
1 Knoblauchzehe
100 ml Milch
1 TL Butter
Salz, Pfeffer
1 Ei
1 EL Quark
1 EL geriebener Gruyère
1 Eiweiß
1 Msp. Backpulver
Fett für die Form

KARTOFFEL-PUDDING MIT KRABBEN UND ERBSEN

ZUTATEN

Für eine Portion

250 g mehlig kochende Kartoffeln
75 ml Milch
1 EL geriebener Parmesan
2 TL Mehl
1 Ei
1 TL fein geschnittene frische Minze
Salz, Pfeffer
50 g Nordmeerkrabben
50 g TK-Erbsen
1 Fleischtomate
1 Schalotte
1/2 TL Olivenöl
2–3 EL Gemüsebrühe
1 TL Balsamico-Essig
1 TL fein geschnittenes Basilikum

1 Die Kartoffeln waschen und mit der Schale in wenig Wasser in etwa 30 Minuten weich kochen, abgießen, abschrecken, pellen und durch die Kartoffelpresse drücken. Den Ofen auf 180 °C vorheizen.

2 Die Kartoffeln mit der Milch verrühren. Den Parmesan mit dem Mehl mischen und unter die Kartoffelmasse rühren.

3 Das Ei trennen. Das Eigelb mit der Minze verrühren und unter den Kartoffelteig mengen. Die Masse mit Salz und Pfeffer würzen. Zum Schluss die Krabben und die Erbsen unterrühren.
Das Eiweiß steif schlagen und unterheben.

4 Eine Puddingform von ca. 1/2 Liter Inhalt einfetten. Die Kartoffelmasse hineinfüllen. Die Form verschließen oder mit Alufolie abdecken.

5 Eine große feuerfeste Form mit hohem Rand mit heißem Wasser füllen und auf den Rost des Backofens (Mitte) stellen. Die Form mit dem Pudding in dieses Wasserbad stellen.

6 Den Kartoffelpudding im Backofen (Gas 2–3; Umluft 160 °C) 45 Minuten garen.

7 Inzwischen die Tomate kreuzweise einritzen und mit kochendem Wasser überbrühen. Die Tomate häuten, würfeln und entkernen. Die Schalotte schälen und fein hacken.

8 Das Öl in einem Topf erhitzen und die Schalotte darin glasig dünsten. Dann die Tomatenwürfel hinzufügen und kurz mitdünsten. Die Gemüsebrühe angießen und alles einmal aufkochen lassen. Die Sauce mit dem Essig, Salz und Pfeffer nach Belieben würzen, dann von der Kochstelle nehmen und das Basilikum unterrühren.

9 Den Pudding aus dem Backofen nehmen und kurz in der Form ruhen lassen. Dann auf einen Teller stürzen, in Scheiben schneiden und mit der Sauce servieren.

Je Portion

547 kcal • 2294 kJ
36 g EW • 14 g F • 60 g KH

TEIGTASCHEN MIT KARTOFFELFÜLLUNG

1 Die Teigplatte aus der Packung nehmen, aufrollen und halbieren. Die Kartoffeln schälen, waschen und in kleine Würfel schneiden. Dann in wenig Salzwasser etwa 15 Minuten weich kochen.

2 Inzwischen die Frühlingszwiebeln putzen, waschen und in feine Ringe schneiden. Den Knoblauch schälen und durch die Presse drücken. Die Butter in einer beschichteten Pfanne erhitzen. Den Knoblauch und die Frühlingszwiebeln darin glasig dünsten. Das Currypulver darüber stäuben und alles noch etwa 2 Minuten dünsten.

3 Den Backofen auf 200 °C erhitzen. Das Ei trennen. Die Kartoffeln mit dem Kochwasser zerdrücken. Knoblauch, Frühlingszwiebeln und Eigelb unterrühren. Die Masse mit Salz und Pfeffer kräftig abschmecken.

4 Die 1/2 Teigplatte nochmals in 2 Teile schneiden und leicht ausrollen. Die Teigränder mit Eiweiß bestreichen.

5 Die Kartoffelfüllung auf den Teigstücken verteilen und den Teig zusammenklappen. Die Ränder mit den Zinken einer Gabel festdrücken.

6 Ein Backblech mit Backpapier auslegen und die Taschen darauf legen. Mit Wasser bestreichen und mit Mohn bestreuen.

7 Die Teigtaschen im Backofen (Mitte; Gas 3–4; Umluft 180 °C) in etwa 20 Minuten goldbraun backen.

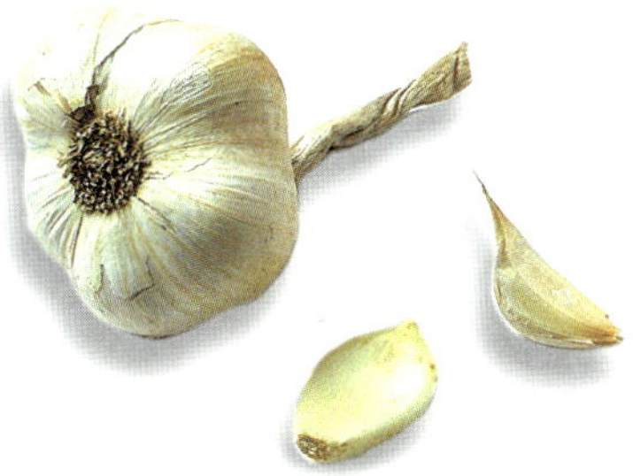

Tipp Dazu schmeckt Joghurt, den Sie mit geraspelter Gurke und Knoblauch oder mit frischer gehackter Minze sowie Salz und Pfeffer pikant würzen können.

Je Portion
260 kcal • 1116 kJ
12 g EW • 12 g F • 23 g KH

◆ ZUTATEN ◆

Für eine Portion
1/2 Platte Pizzateig (aus dem Kühlregal)
150 g vorwiegend fest kochende Kartoffeln
Salz
2 Frühlingszwiebeln
1 Knoblauchzehe
1 TL Butter
2 TL Currypulver
1 kleines Ei
Pfeffer
1 TL Mohnsamen

KARTOFFELPIZZA

♦ ZUTATEN ♦

Für 2 Portionen

1 Platte Pizzateig (aus dem Kühlregal)
200 g fest kochende Kartoffeln, am Vortag gekocht
1 Schalotte
1 Knoblauchzehe
150 g TK-Erbsen
1 EL fein gehackter Schnittlauch
100 g Hüttenkäse
Salz, Pfeffer
1 Prise Macis (Muskatblüte)
100 ml Milch
1 kleines Ei

1 Eine Springform einfetten oder mit Backpapier auslegen. Den Pizzateig darauf legen und einen etwas höheren Rand formen.

2 Die Kartoffeln schälen und grob in eine Schüssel reiben. Die Schalotte schälen und fein hacken. Den Knoblauch schälen und zu den Kartoffeln pressen. Die Schalotte, die Erbsen, den Schnittlauch und den Hüttenkäse hinzufügen und alles vermengen.

3 Alle diese Zutaten in einer Schüssel mit dem Käse gründlich mischen. Dann mit Salz, Pfeffer und Muskatblüte kräftig würzen.

4 Den Backofen auf 200 °C vorheizen. Die Kartoffelmischung auf dem Teigboden verteilen. Die Milch mit dem Ei verquirlen und diese Mischung gleichmäßig über die Kartoffeln gießen.

5 Die Kartoffelpizza im Backofen (Mitte; Gas 3–4; Umluft 180 °C) in etwa 30 Minuten goldbraun backen. Herausnehmen und in 2 Hälften teilen.

Tipp Essen Sie dazu eine große Portion grünen Salat.

Je Portion
452 kcal • 1899 kJ
26 g EW • 11 g F • 55 g KH

MEXIKANISCHE KARTOFFELPASTETE

♦ ZUTATEN ♦

Für eine Form von 350 ml Inhalt

250 g mehlig kochende Kartoffeln
1 Schalotte
1 Knoblauchzehe
1 TL Öl
1/2 rote Paprikaschote

1 Die Kartoffeln waschen und mit der Schale in wenig Wasser in etwa 25 Minuten knapp gar kochen. Dann abgießen, kalt abschrecken und etwas abkühlen lassen. Die Kartoffeln noch heiß schälen und zweimal durch die Kartoffelpresse drücken, damit die Masse schön fein ist.

2 Die Schalotte und den Knoblauch schälen und fein hacken. Das Öl in einer beschichteten Pfanne erhitzen. Den Knoblauch und die Schalotte darin glasig dünsten, dann beiseite stellen. Die Paprikaschote waschen, putzen und in möglichst kleine Würfel schneiden.

3 Die saure Sahne mit der Gemüsebrühe, der Schalotte, dem Knoblauch, der zerkrümelten Chilischote und dem Ei verrühren und unter die Kartoffeln mengen. Erbsen, Mais und Paprikawürfel untermischen. Die Masse mit Salz und Pfeffer würzen.

4 Den Backofen auf 180 °C vorheizen. Eine feuerfeste Form einfetten. Die Kartoffelmischung hineinfüllen und festdrücken, damit sich keine Luftblasen bilden.

5 Ein Stück Alufolie einfetten und die Pastete damit abdecken. Im Backofen (Mitte; Gas 2–3; Umluft 160 °C) etwa eine Stunde garen.

6 Herausnehmen und etwa 5 Minuten in der Form ruhen lassen; auf einen Teller stürzen, mit Paprika bestäuben, eventuell in Scheiben schneiden und servieren.

Je Portion
455 kcal • 1910 kJ
17 g EW • 17 g F • 53 g KH

2 EL saure Sahne
2 EL Gemüsebrühe
1 EL TK-Erbsen
1 EL TK-Maiskörner
1 kleine rote Chilischote
1 kleines Ei
Salz, Pfeffer
Fett für die Form
Paprikapulver zum Bestäuben

KARTOFFEL-KOHLRABI-GRATIN MIT SCHINKEN

1 Die Kartoffeln waschen, schälen und grob raspeln. Den Kohlrabi putzen, schälen und ebenfalls grob raspeln. Einige Kohlrabiblättchen waschen, trockentupfen und fein zerkleinern; mit dem Basilikum, den Kartoffel- und den Kohlraraspeln in einer Schüssel mischen. Den Schinken vom Fettrand befreien und in kleine Würfel schneiden; unter das Gemüse mengen.

2 Den Backofen auf 200 °C vorheizen. Eine flache Gratinform einfetten und das Gemüse darin verteilen.

3 Die Milch mit dem Ei und dem Parmesan verrühren, mit Salz und Pfeffer würzen.

4 Das Gratin mit der Eiermilch übergießen und im Backofen (Mitte; Gas 3–4; Umluft 180 °C) etwa 50 Minuten garen, bis die Oberfläche schön gebräunt ist.

Je Portion
479 kcal • 2012 kJ
30 g EW • 15 g F • 47 g KH

♦ ZUTATEN ♦

Für eine Portion
200 g fest kochende Kartoffeln
200 g Kohlrabi
1 EL fein geschnittenes Basilikum
1 Scheibe gekochter Schinken (etwa 300 g)
75 ml Milch
1 kleines Ei
1 EL geriebener Parmesan
Salz, Pfeffer
Fett für die Form

KARTOFFEL-MÖHREN-GRATIN

♦ ZUTATEN ♦

Für eine Portion
200 g mehlig kochende Kartoffeln
2 Möhren
Salz
1/2 Bund Basilikum
150 ml Milch
1 EL geriebener Parmesan
Pfeffer
Muskatnuss
1 EL geriebener Raclettekäse
Fett für die Form

1 Die Kartoffeln waschen, schälen und grob raspeln. Die Möhren schälen und ebenfalls grob raspeln. In einer Schüssel mischen und mit Salz würzen. Eine feuerfeste Form einfetten. Den Backofen auf 180 °C vorheizen.

2 Das Basilikum waschen und trockentupfen. Die Blättchen abzupfen und in feine Streifen schneiden. Unter die Möhren- und Kartoffelraspel mischen.

3 Die Milch und den Parmesan verrühren, mit Salz, Pfeffer und Muskat würzen.

4 Die Kartoffel-Möhren-Mischung in die Form geben und glatt streichen. Die Sahne-Milch-Mischung darüber gießen und den Raclettekäse darüber streuen.

5 Das Gratin im Backofen (Mitte; Gas 2–3; Umluft 160 °C) etwa eine Stunde backen, bis das Gemüse weich und die Oberfläche braun ist.

Tipp Geriebener Käse lässt sich prima einfrieren. Reiben Sie deshalb gleich eine größere Menge, und geben Sie den Käse in ein Glas mit Schraubverschluss.

Je Portion
313 kcal • 1315 kJ
12 g EW • 7 g F • 40 g KH

Selbst das beliebte Kartoffelgratin wird durch die entsprechende Zubereitung zu einer kalorienarmen Mahlzeit.

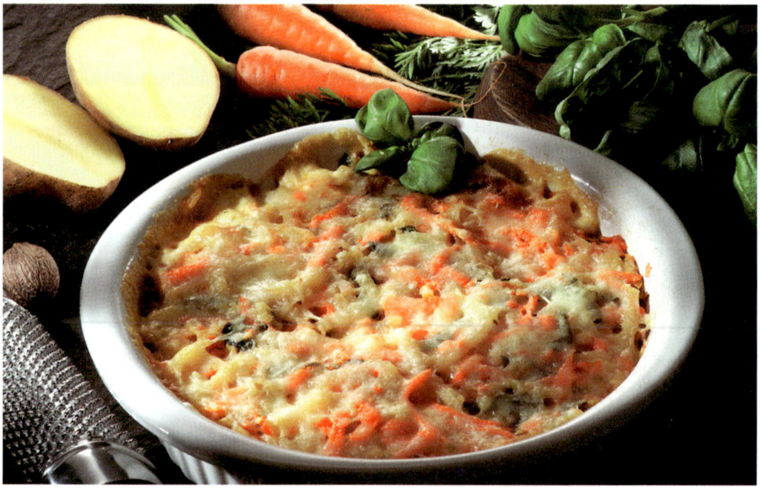

KARTOFFEL-SPINAT-GRATIN

1 Den Spinat in einem Sieb auftauen lassen.
2 Den aufgetauten Spinat ausdrücken und fein zerkleinern. Die Schalotte schälen und fein hacken. Das Olivenöl in einer beschichteten Pfanne erhitzen. Die Schalotte darin glasig dünsten. Den Thymian unterrühren. Den Knoblauch schälen und dazupressen. Den Spinat hinzufügen und kurz mitdünsten, dann beiseite stellen.
3 Den Backofen auf 200 °C vorheizen. Eine ofenfeste Form mit Öl ausstreichen.
4 Die Kartoffeln waschen, schälen und in sehr feine Scheiben schneiden. Die Hälfte der Kartoffeln in die Form geben. Den Spinat darauf verteilen und den Feta darüber bröckeln. Die restlichen Kartoffeln dachziegelartig darauf verteilen. Jede Lage mit Salz und Pfeffer kräftig würzen.
5 Das Gratin mit der Brühe begießen und mit dem Käse bestreuen. Im Backofen (Mitte; Gas 4–5; Umluft 180 °C) in etwa einer Stunde goldbraun überbacken, bis die Kartoffeln weich sind.

Je Portion
407 kcal • 1707 kJ
22 g EW • 16 g F • 37 g KH

◆ ZUTATEN ◆

Für eine Portion
200 g TK-Blattspinat
1 Schalotte
1 TL Olivenöl
1 Prise getrockneter Thymian
1 Knoblauchzehe
200 g vorwiegend fest kochende Kartoffeln
30 g Feta
Salz, Pfeffer
1/8 l Gemüsebrühe
1 EL geriebener Cheddar
Öl für die Form

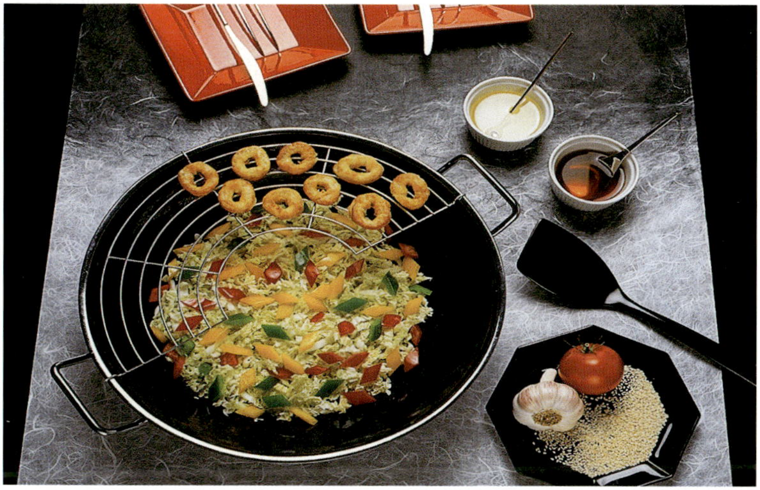

Eine schmackhafte Hauptmahlzeit für die ganze Familie: das »Kartoffel-Spinat-Gratin«.

KARTOFFEL-TOMATEN-GRATIN MIT SCHWARZEN OLIVEN

♦ ZUTATEN ♦

Für eine Portion

2 Tomaten
1 kleiner Zucchino
1 Knoblauchzehe
Einige Blätter frisches Basilikum
1 Zweig frischer Thymian
1 Zweig frischer Rosmarin
200 g mehlig kochende Kartoffeln
1 TL Olivenöl
Salz, Pfeffer
100 ml Gemüsebrühe
5 schwarze Oliven
1 EL geriebener junger Pecorino

1 Die Tomaten waschen, in dünne Scheiben schneiden und die Stielansätze entfernen. Den Zucchino waschen, putzen und in Scheiben schneiden. Die Knoblauchzehe schälen und fein hacken. Die Kräuter waschen und trockenschwenken. Die Basilikumblättchen und die Rosmarinnadeln fein zerkleinern. Die Thymianblättchen von den Stielen zupfen. Die Kräuter mit dem Knoblauch mischen. Die Kartoffeln waschen, schälen und in dünne Scheiben scheiben.

2 Den Backofen auf 200 °C vorheizen. Eine Gratinform mit etwas Olivenöl ausstreichen. Kartoffel-, Tomaten- und Zucchinischeiben hineinlegen, jede Lage mit Salz, Pfeffer und der Knoblauch-Kräuter-Mischung bestreuen.

3 Die Gemüsebrühe mit dem restlichen Olivenöl verrühren und über die Zutaten in der Form gießen. Die Oliven auf der Oberfläche verteilen, den Käse darüber streuen. Das Gratin im Backofen (Mitte; Gas 3–4; Umluft 180 °C) etwa eine Stunde backen.

Je Portion

360 kcal • 1507 kJ
15 g EW • 14 g F • 37 g KH

KARTOFFEL-ZWIEBEL-GRATIN

♦ ZUTATEN ♦

Für eine Portion

1 Gemüsezwiebel (etwa 200 g)
250 g fest kochende Kartoffeln
Je 1 TL fein gehackte Rosmarinnadeln und Thymianblättchen
Salz, Pfeffer
1/8 l Milch
1 EL geriebener Bergkäse

1 Den Ofen auf 180 °C vorheizen. Die Zwiebel schälen, halbieren und in feine Halbringe schneiden. Die Kartoffeln waschen, schälen und in sehr dünne Scheiben schneiden.

2 Kartoffeln und Zwiebeln dachziegelartig in eine Gratinform legen. Mit den Rosmarinnadeln und den Thymianblättchen bestreuen und mit Salz und Pfeffer würzen.

3 Das Gratin mit der Milch begießen und mit dem Käse bestreuen. Im Backofen (Mitte; Gas 2–3; Umluft 160 °C) etwa eine Stunde backen, bis die Oberfläche gebräunt ist.

Variante Sie können das Gratin mit einem säuerlichen Apfel oder einer nicht zu reifen Birne anreichern. Beide Früchte schälen, vom Kerngehäuse befreien, in Scheiben schneiden und zwischen den Kartoffelscheiben und den Zwiebelringen anordnen.

Tipp Die Zwiebel wirkt stark desinfizierend und entzündungshemmend. Wespenstiche reibt man z.B. einfach mit der rohen Zwiebel ein.

Je Portion
394 kcal • 1649 kJ
20 g EW • 5 g F • 61 g KH

KARTOFFEL-KRABBEN-GRATIN

♦ ZUTATEN ♦

Für eine Portion
300 g fest kochende Kartoffeln
50 g Nordmeerkrabben
2 TL Zitronensaft
1 Schalotte
1 Knoblauchzehe
1 TL Butter
Salz, Pfeffer
100 g TK-Erbsen
50 ml fettarme Milch
1 EL geriebener Gouda
1 EL fein gehackte Petersilie
Fett für die Form

1 Die Kartoffeln waschen und mit der Schale in wenig Wasser in etwa 25 Minuten knapp gar kochen.

2 Inzwischen die Krabben kalt abspülen und abtropfen lassen. Dann mit dem Zitronensaft beträufeln.

3 Die Schalotte schälen und fein hacken. Den Knoblauch schälen. Die Hälfte der Butter in einer beschichteten Pfanne zerlassen, die Schalotte darin glasig dünsten. Den Knoblauch dazupressen.

4 Die Kartoffeln abgießen, kalt abschrecken und kurz abkühlen lassen. Inzwischen den Backofen auf 220°C vorheizen. Eine feuerfeste Form einfetten.

5 Die Kartoffeln schälen und in Scheiben schneiden. Die Scheiben dachziegelartig in die Form legen, salzen und pfeffern. Die Krabben, die Erbsen und die gedünstete Schalotte darüber verteilen.

6 Die Milch mit dem Käse und der Petersilie verrühren, mit Salz und Pfeffer kräftig würzen. Über die Kartoffeln gießen.

7 Das Gratin mit der übrigen Butter in Flöckchen belegen und im Backofen (Gas 4–5; Umluft 200°C) in etwa 20 Minuten goldbraun überbacken.

Je Portion
448 kcal • 1879 kJ
30 g EW • 8 g F • 56 g KH

♦ ZUTATEN ♦

Für eine Portion
100 g Chinakohl
1 große Möhre
200 g gekochte vorwiegend fest kochende Kartoffeln
1 Knoblauchzehe
1 EL fein geschnittenes Basilikum
50 g TK-Erbsen
1 Ei
100 ml Milch
1 EL geriebener Bergkäse
Salz, Pfeffer
Fett für die Form

BUNTER KARTOFFELAUFLAUF

1 Den Chinakohl putzen, waschen und abtropfen lassen. Die Möhre schälen und fein raspeln. Die Kartoffeln schälen und in kleine Würfel schneiden oder grob raspeln. Den Chinakohl in feine Streifen schneiden. Alles in eine Schüssel geben. Den Knoblauch schälen und dazupressen. Den Backofen auf 200 °C vorheizen.

2 Die Zutaten in der Schüssel mit dem Basilikum und den Erbsen mischen. Das Ei mit der Milch und dem Bergkäse vermengen und unter die Gemüsemasse mischen. Mit Salz und Pfeffer würzen.

3 Eine kleine Auflaufform einfetten. Die Gemüsemasse hineinfüllen.

4 Den Auflauf im Backofen (Mitte; Gas 3–4; Umluft 180 °C) etwa 30 Minuten garen, bis die Oberfläche schön gebräunt und das Gemüse weich ist.

Tipp Dazu können Sie eine Portion grünen Salat essen.

Je Portion
376 kcal • 1581 kJ
18 g EW • 8 g F • 51 g KH

Den Bunten Kartoffelauflauf mögen wegen seines farbenfrohen Aussehens besonders Kinder gern.

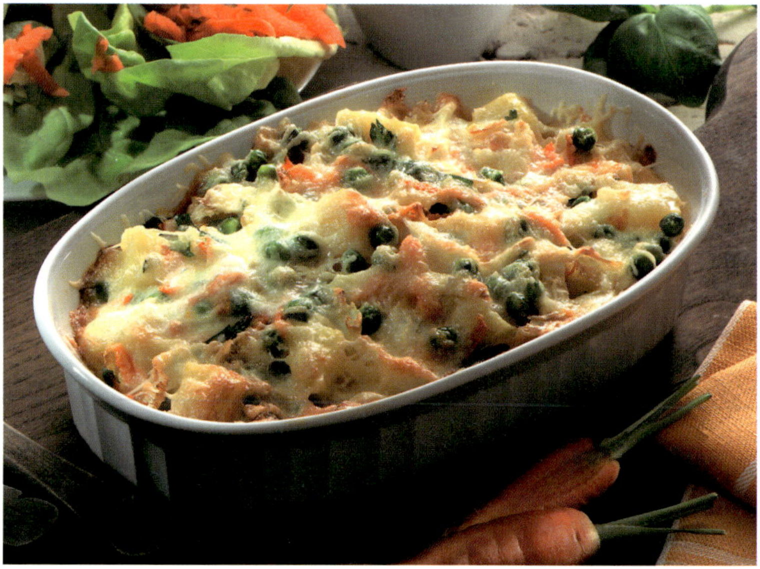

KARTOFFEL-GEMÜSE-AUFLAUF

1 Die Farfalle in reichlich Salzwasser bissfest garen. Dann abgießen, kalt abschrecken und sehr gut abtropfen lassen.

2 Die Kartoffeln waschen und schälen. Den Zucchino waschen und putzen, die Möhre schälen. Kartoffel, Möhre und Zucchino grob raspeln und mischen. Den Knoblauch schälen und dazupressen. Mit Salz, Pfeffer und Cayennepfeffer kräftig würzen. Die Petersilie und die Nudeln untermischen.

3 Den Backofen auf 180 °C vorheizen. Eine feuerfeste Form einfetten.

4 Die Gemüse-Nudel-Mischung in der Form verteilen. Die Milch mit dem Ei und dem Käse verrühren; über das Gemüse gießen.

5 Den Auflauf im Backofen (Mitte; Gas 2–3; Umluft 160 °C) etwa eine Stunde garen, bis das Gemüse weich ist.

Je Portion

541 kcal • 2267 kJ

31 g EW • 15 g F • 60 g KH

♦ ZUTATEN ♦

Für eine Portion

50 g Farfalle
Salz
200 g mehlig kochende Kartoffeln
100 g Zucchini
1 Möhre (etwa 100 g)
1 Knoblauchzehe
Pfeffer
1 Prise Cayennepfeffer
1 EL gehackte Petersilie
150 ml Milch
1 Ei
1 EL geriebener Cheddar
Fett für die Form

KARTOFFELAUFLAUF MIT MÖHREN UND SELLERIE

1 Den Knoblauch schälen und durchpressen. Die Möhre, den Sellerie und die Kartoffeln waschen, schälen und grob raspeln. Die Frühlingszwiebeln waschen, putzen und in feine Scheiben schneiden.

2 Den Backofen auf 200 °C vorheizen. Eine Auflaufform einfetten. Die Gemüsemischung hineinfüllen.

3 Die Gemüsebrühe mit Ei und Sahne mischen. Mit Salz, Pfeffer, Paprikapulver und Petersilie mischen und über das Gemüse gießen. Den Käse darüber streuen.

4 Den Auflauf im Backofen (Mitte; Gas 3–4; Umluft 180 °C) etwa 50 Minuten garen, bis die Kartoffeln durch sind.

Je Portion

362 kcal • 1518 kJ

19 g EW • 12 g F • 37 g KH

♦ ZUTATEN ♦

Für eine Portion

1 Knoblauchzehe
1 Möhre
150 g Knollensellerie
200 g mehlig kochende Kartoffeln
2 Frühlingszwiebeln
100 ml Gemüsebrühe
1 Ei, 1 EL Sahne
Salz, Pfeffer
Paprikapulver, edelsüß
2 TL gehackte Petersilie
1/2 EL geriebener Gruyère
Fett für die Form

KARTOFFELAUFLAUF MIT PAPRIKA

♦ ZUTATEN ♦

Für eine Portion
1 grüne Paprikaschote
200 g mehlig kochende Kartoffeln
2 Frühlingszwiebeln
1 Knoblauchzehe
1 getrocknete rote Chilischote
100 g kalorienreduzierter Kräuter-Frischkäse
Salz
Paprikapulver, rosenscharf
Fett für die Form

1 Die Paprikaschote putzen, waschen und klein würfeln.

2 Die Kartoffeln waschen, schälen und in sehr kleine Würfel schneiden.

3 Die Frühlingszwiebeln putzen, waschen und in feine Scheiben schneiden. Die Knoblauchzehe schälen und fein würfeln.

4 Den Backofen auf 180 °C vorheizen. Eine feuerfeste Form einfetten.

5 Die Kartoffeln, die Paprika, die Frühlingszwiebeln, den Knoblauch, die zerkrümelte Chilischote und den Kräuter-Frischkäse mischen. Die Mischung mit Salz und Paprikapulver kräftig würzen und in die Form füllen.

6 Den Auflauf im Backofen (Mitte; Gas 2–3; Umluft 160 °C) etwa 50 Minuten backen, bis die Kartoffeln weich sind.

Je Portion
319 kcal • 1337 kJ
20 g EW • 2 g F • 50 g KH

KARTOFFEL-PAPRIKA-AUFLAUF MIT WÜRSTCHEN

♦ ZUTATEN ♦

Für eine Portion
200 g mehlig kochende Kartoffeln
3 Frühlingszwiebeln
1/2 rote Paprikaschote
1 TL Butter
Salz, Pfeffer
1 kleines Wiener Würstchen
1 Ei
1/8 l Gemüsebrühe
1 EL geriebener Emmentaler
Fett für die Form

1 Die Kartoffeln waschen und mit der Schale in wenig Wasser zugedeckt 25–30 Minuten garen.

2 Inzwischen die Frühlingszwiebeln putzen, waschen und in feine Ringe schneiden. Die Paprikaschote halbieren, putzen, waschen und in kleine Würfel schneiden. Die Butter in einer beschichteten Pfanne erhitzen, die Frühlingszwiebeln und die Paprikawürfel darin dünsten, bis die Zwiebeln glasig sind. Mit Salz und Pfeffer würzen und zugedeckt beiseite stellen.

3 Das Würstchen in feine Scheiben schneiden. Das Ei und die Gemüsebrühe verquirlen, mit Salz und Pfeffer würzen. Den Backofen auf 200 °C vorheizen. Eine feuerfeste Form einfetten.

4 Die Kartoffeln abgießen, schälen und in Scheiben schneiden. Mit den Frühlingszwiebelringen, den Paprikawürfeln und dem Würstchen in der Form verteilen.

5 Den Auflauf mit dem Eierguss begießen und mit dem Käse bestreuen. Im Backofen (Mitte; Gas 3–4; Umluft 180 °C) 40–50 Minuten garen. Falls die Oberfläche zu dunkel wird, diese nach einiger Zeit mit Alufolie abdecken.

Je Portion
470 kcal • 1965 kJ
31 g EW • 20 g F • 34 g KH

KARTOFFELAUFLAUF MIT TOMATEN

♦ ZUTATEN ♦

Für eine Portion
300 g mehlig kochende Kartoffeln
1/8 l Gemüsebrühe
1 Schalotte
1/2 Bund Schnittlauch
2 Fleischtomaten
1 Ei
1 EL geriebener Bergkäse
Salz, Cayennepfeffer
2–3 EL TK-Erbsen
Fett für die Form

1 Die Kartoffeln waschen, schälen und in Würfel schneiden. In der Brühe zugedeckt bei schwacher Hitze etwa 20 Minuten garen.

2 Inzwischen die Schalotte schälen und fein hacken. Den Schnittlauch waschen, trockentupfen und in feine Röllchen schneiden. Die Tomaten mit kochendem Wasser überbrühen, häuten und in Scheiben schneiden. Dabei die Stielansätze entfernen.

3 Die Kartoffeln in dem Topf mit einem Kartoffelstampfer möglichst fein zerdrücken und etwas abkühlen lassen.

4 Das Ei trennen. Die Kartoffeln mit der Schalotte, dem Schnittlauch, dem Eigelb und der Hälfte vom Käse vermischen. Mit Salz und Cayennepfeffer kräftig würzen. Die yErbsen unterheben. Das Eiweiß steif schlagen und unter die Kartoffelmasse ziehen.

5 Den Backofen auf 200 °C vorheizen. Eine Auflaufform mit Butter ausstreichen.

6 Die Hälfte der zerdrückten Kartoffeln in der Form glatt streichen. Die Tomatenscheiben darauf verteilen, mit Salz und Pfeffer würzen und mit den restlichen Kartoffeln bedecken. Den Auflauf mit dem restlichen Käse bestreuen und im Backofen (Mitte; Gas 3–4; Umluft 180 °C) etwa 30 Minuten backen, bis die Oberfläche schön gebräunt ist.

Je Portion
398 kcal • 1667 kJ
21 g EW • 11 g F • 45 g KH

♦ ZUTATEN ♦

Für eine Portion
200 g mehlig kochende Kartoffeln
50 ml Gemüsebrühe
200 g Wirsing
1 Schalotte
1 TL Öl
1 EL gehackte Petersilie
Salz, Pfeffer
50 ml Milch
50 g Quark
1 EL Schnittlauch
1 Ei
1 EL geriebener Parmesan
Fett für die Form

WIRSING-KARTOFFEL-AUFLAUF

1 Die Kartoffeln waschen, schälen und würfeln. Mit der Gemüsebrühe in einen Topf geben und zugedeckt in etwa 20 Minuten weich garen.

2 Inzwischen den Wirsing putzen, waschen und abtropfen lassen. Die Schalotte schälen und fein hacken. Den Wirsing in feine Streifen schneiden.

3 Das Öl in einer beschichteten Pfanne erhitzen. Die Schalotte und den Wirsing darin andünsten. Die Petersilie hinzufügen und kurz mitdünsten. Dann mit Salz und Pfeffer würzen und beiseite stellen.

4 Den Backofen auf 180 °C vorheizen. Eine Auflaufform einfetten.

5 Die weichen Kartoffeln mit einem Kartoffelstampfer grob zerdrücken, die Milch, den Quark und den Schnittlauch untermischen.

6 Das Ei trennen, das Eiweiß steif schlagen.

7 Die Kartoffelmasse mit dem Wirsing, dem Eigelb und dem Käse mischen. Den Eischnee unterheben und die Masse in die Auflaufform füllen.

8 Den Auflauf im Ofen (unten; Gas 3–4; Umluft 180 °C) etwa 30 Minuten backen.

Tipp Wirsing ist ein guter Ersatz für Vitamin-C-Pillen. Im Gegensatz zu anderen Gemüsesorten bildet sich das Vitamin erst durch den Kochvorgang.

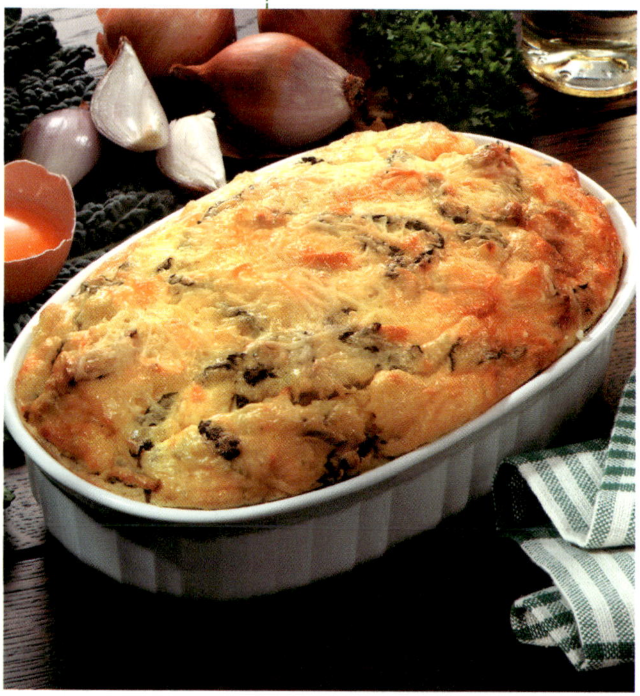

Je Portion
342 kcal • 1437 kJ
18 g EW • 6 g F • 49 g KH

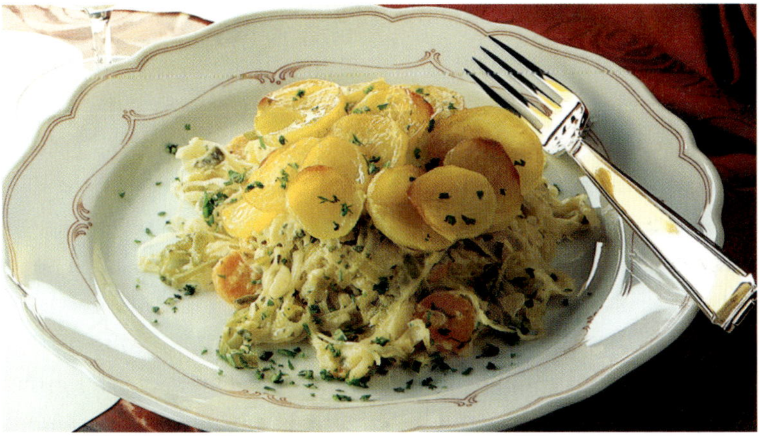

Auch wenn der Kartoffel-Zwiebel-Auflauf auf dem Teller auseinander fällt, kann er noch appetitlich aussehen.

KARTOFFEL-ZWIEBEL-AUFLAUF

1 Die Kartoffeln waschen und mit der Schale in wenig Wasser etwa 20 Minuten garen. Sie sollen beim Abgießen nicht ganz durch sein. Die fertigen Kartoffeln abkühlen lassen.

2 Inzwischen den Backofen auf 200 °C vorheizen. Eine Form einfetten. Die Zwiebel schälen und in Ringe schneiden. Den Knoblauch schälen.

3 Die Butter in einer beschichteten Pfanne erhitzen. Die Zwiebel darin glasig dünsten. Den Knoblauch dazupressen. Das Mehl darüber stäuben und kurz anschwitzen lassen. Die Fleischbrühe angießen und alles etwa 5 Minuten köcheln lassen. Mit Salz, Pfeffer und Kümmel abschmecken.

4 Die Kartoffeln schälen, in dünne Scheiben schneiden und dachziegelartig in eine feuerfeste Form füllen. Die Zwiebeln darauf verteilen, den Käse darüber streuen.

5 Den Auflauf im Backofen (Mitte; Gas 3–4; Umluft 180 °C) etwa 30 Minuten backen. Das fertige Gratin herausnehmen und mit den Schnittlauchröllchen gleichmäßig bestreuen.

Je Portion

414 kcal • 1738 kJ
15 g EW • 9 g F • 50 g KH

♦ ZUTATEN ♦

Für eine Portion
300 g vorwiegend fest kochende Kartoffeln
1 große rote Zwiebel
1 Knoblauchzehe
1 TL Butter
1 TL Mehl
100 ml Fleischbrühe
Salz, Pfeffer
1/2 TL Kümmelkörner
1 EL geriebener Cheddar
1 EL fein geschnittener Schnittlauch
Fett für die Form

KARTOFFEL-NUDEL-AUFLAUF

◆ ZUTATEN ◆

Für eine Portion

200 g mehlig kochende Kartoffeln
Salz
50 g Vollkorn-Penne
1 TL Butter
1 kleine Stange Lauch
1 TL gehackte Petersilie
1 Ei
1/8 l Milch
Pfeffer
Muskatnuss
1 EL geriebener Gouda

1 Die Kartoffeln waschen, schälen und in Würfel schneiden. Reichlich Salzwasser in einem Topf zum Kochen bringen. Die Penne darin bissfest garen, dann herausheben, eiskalt abschrecken und abtropfen lassen. Die Kartoffelwürfel in das kochende Wasser geben und etwa 3 Minuten blanchieren. Dann herausheben und abtropfen lassen.

2 Solange Nudeln und Kartoffeln garen, den Lauch putzen, längs aufschneiden und unter fließendem kaltem Wasser gründlich abspülen. Abtropfen lassen und in feine Scheiben schneiden. Den Backofen auf 200 °C vorheizen.

3 Eine feuerfeste Form mit 1/2 Teelöffel Butter ausfetten. Kartoffeln, Nudeln und Lauch darin mischen.

4 Die Petersilie, das Ei und die Milch verquirlen. Mit Salz, Gewürzen und Käse vermischen. Über die Kartoffel-Nudel-Mischung in der Form gießen. Die übrige Butter in Flöckchen auf der Oberfläche verteilen.

5 Den Auflauf im Ofen (Mitte; Gas 3–4; Umluft 180 °C) etwa 40 Minuten backen, bis die Kartoffeln durch sind.

Je Portion

550 kcal • 2299 kJ
29 g EW • 16 g F • 65 g KH

KARTOFFELPÜREE-AUFLAUF MIT TOMATEN-HACKFLEISCH

◆ ZUTATEN ◆

Für eine Portion

1 Portion Kartoffelpüree (Fertigprodukt)
Milch
1 Schalotte
1 TL Sonnenblumenöl
100 g Kalbshackfleisch
1 TL Tomatenmark
100 g Pizza-Tomaten

1 Das Kartoffelpüree nach Packungsanweisung mit Milch oder Wasser zubereiten und beiseite stellen.

2 Die Schalotte schälen und fein hacken. Das Öl in einer beschichteten Pfanne erhitzen und die Schalotte darin glasig dünsten. Das Fleisch hinzufügen und krümelig rühren. Dann das Tomatenmark, die Pizza-Tomaten und die Kräuter hinzufügen, mit Salz und Pfeffer würzen.

3 Den Backofen auf 200 °C vorheizen. Eine feuerfeste

Form einfetten. Die Hälfte des Kartoffelpürees darin verteilen. Die Hackfleischmischung darüber geben und mit dem restlichen Kartoffelpüree bedecken. Mit Käse bestreuen. Die Butter in kleinen Flöckchen darauf setzen.

4 Den Auflauf im Backofen (Mitte; Gas 3–4; Umluft 180 °C) etwa 40 Minuten backen.

Je Portion

365 kcal • 1529 kJ

29 g EW • 18 g F • 16 g KH

Je 1 Prise getrockneter Thymian, Oregano und Majoran
Salz, Pfeffer
1 EL geriebener Gruyère
1 TL Butter
Fett für die Form

FISCHAUFLAUF

1 Den Fisch kalt abspülen, trockentupfen, würfeln und mit dem Zitronensaft beträufeln. Die Kirschtomaten waschen und halbieren. Die Frühlingszwiebeln waschen, putzen und in feine Ringe schneiden. Diese Zutaten miteinander vermengen und mit Salz, Pfeffer und Paprikapulver pikant würzen.

2 Den Backofen auf 180 °C vorheizen. Eine ofenfeste Form einfetten.

3 Die Kartoffeln schälen und in Scheiben schneiden. Eine Lage dachziegelartig in die Form füllen. Die Fisch-Gemüse-Mischung darauf verteilen und mit den restlichen Kartoffelscheiben gleichmäßig bedecken.

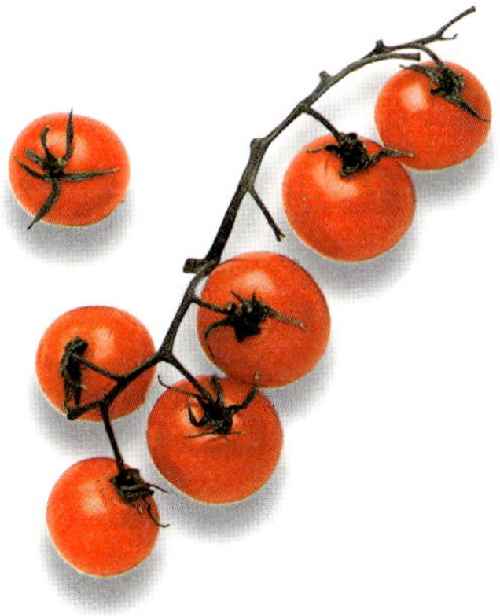

4 Das Ei mit der Milch verquirlen, mit Salz und Pfeffer würzen.

5 Den Auflauf mit der Eiermilch begießen und mit dem Gouda bestreuen. Im Backofen (Mitte; Gas 2–3; Umluft 160 °C) in etwa 40 Minuten goldbraun backen.

Je Portion

484 kcal • 2032 kJ

41 g EW • 15 g F • 34 g KH

♦ ZUTATEN ♦

Für eine Portion
125 g Rotbarschfilet
1 EL Zitronensaft
6 Kirschtomaten
2 Frühlingszwiebeln
Salz, Pfeffer
1 Prise Paprikapulver edelsüß
250 g gekochte fest kochende Kartoffeln
1 Ei
100 ml Milch
1 EL geriebener Gouda
Fett für die Form

SCHWEDISCHER KARTOFFELAUFLAUF

♦ ZUTATEN ♦

Für eine Portion
300 g fest kochende Kartoffeln
1 Zwiebel
1 TL Butter
1 EL gehackte Petersilie
30 g Sardellenfilets (aus dem Glas)
1 Knoblauchzehe
100 g saure Sahne (10% Fett)
1/2 TL abgeriebene Schale von einer unbehandelten Zitrone
Salz
Schwarzer Pfeffer
Muskatnuss
Butter für die Form

1 Die Kartoffeln waschen, schälen und grob raspeln. Die Zwiebel schälen und fein hacken.

2 Die Hälfte der Butter in einer beschichteten Pfanne erhitzen. Die Zwiebel darin glasig dünsten. Die Petersilie hinzufügen und kurz mitdünsten, beiseite stellen.

3 Die Sardellenfilets unter kaltem Wasser abspülen und mit Küchenpapier trockentupfen. Den Knoblauch schälen und fein hacken.

4 Den Backofen auf 200 °C vorheizen. Eine kleine Auflaufform einfetten.

5 Die Hälfte der Kartoffeln einfüllen. Zwiebeln, Knoblauch und Sardellen darauf verteilen, mit den übrigen Kartoffeln bedecken. Saure Sahne mit Zitronenschale, Salz und Gewürzen mischen.

6 Den Auflauf im Backofen (Mitte; Gas 3–4; Umluft 180 °C) etwa 50 Minuten backen, bis die Kartoffeln durch sind.

Tipp Dazu passt eine große Portion grüner Salat.

Je Portion
363 kcal • 1522 kJ
10 g EW • 8 g F • 58 g KH

GEBACKENE KARTOFFELN

♦ ZUTATEN ♦

Für eine Portion
2 große Kartoffeln (etwa 300 g)
1 Knoblauchzehe
1 EL Tomatenketchup
Einige Tropfen Tabasco
Salz, Pfeffer
Backpapier für das Backblech

1 Den Backofen auf 180 °C vorheizen. Ein Backblech mit Backpapier auslegen. Die Kartoffeln gründlich waschen.

2 Den Knoblauch schälen und durchpressen. Mit dem Tomatenketchup verrühren und mit Tabasco pikant würzen.

3 Die Kartoffeln längs in etwa 2 Zentimeter dicke Stücke schneiden; auf das Backblech legen und mit dem Tomatenketchup bestreichen. Im Backofen (Mitte; Gas 2–3; Umluft 160 °C) etwa 40 Minuten backen, bis sie weich sind. Dabei gelegentlich mit der Gewürzmischung bepinseln.

Je Portion
277 kcal • 1168 kJ
7 g EW • 0 g F • 50 g KH

GEFÜLLTE KARTOFFEL

1 Die Pilze mit wenig warmem Wasser begießen und darin quellen lassen.

2 Die Kartoffel waschen und mit der Schale in wenig Wasser in etwa 20 Minuten nicht ganz weich kochen; dann abgießen, kurz abkühlen lassen und schälen. Die Kartoffel halbieren und das Fruchtfleisch mit einem Löffel herauslösen, dabei einen etwa einen Zentimeter dicken Rand stehen lassen. Das ausgelöste Kartoffelfleisch zerdrücken.

3 Die Tomate mit kochendem Wasser überbrühen und kurz darin ziehen lassen. Dann häuten und würfeln. Die Zwiebel schälen und hacken. Die Pilze abtropfen lassen und hacken. Das Einweichwasser durch eine Tüte filtern.

4 Den Backofen auf 200 °C vorheizen. Das Öl erhitzen. Die Zwiebel und die Petersilie darin andünsten.

5 Das Kalbshackfleisch mit den Semmelbröseln, den Pilzen, dem Eigelb und der Hälfte der gedünsteten Zwiebel-Petersilien-Mischung vermengen und mit Salz und Cayennepfeffer würzen. Die Kartoffelhälften damit füllen und in eine feuerfeste Form setzen.

6 Das Pilzwasser mit dem Waldpilzfond, der Tomate und der restlichen Zwiebel-Petersilien-Mischung verrühren und in die Form gießen.

7 Die Kartoffeln mit dem Käse bestreuen und im Backofen (Mitte; Gas 3–4; Umluft 180 °C) etwa 30 Minuten backen.

Tipp Die Tomate enthält Lypokin, ein Carotinoid, das besonders wirksam gegen Bauchspeicheldrüsen-, Mastdarm- und Lungenkrebs vorbeugt. Die Carotinoide liegen tief in den Faserzellen der Tomate verborgen und werden durch Erhitzen frei: Wenn Ihnen an dieser Art der Krebsvorbeugung gelegen ist, sollten Sie so oft wie möglich warme Tomatengerichte essen.

Je Portion
393 kcal • 1649 kJ
25 g EW • 19 g F • 23 g KH

♦ ZUTATEN ♦

Für eine Portion
5 g getrocknete Steinpilze
1 große, vorwiegend fest kochende Kartoffel (etwa 150 g)
1 Tomate
1 Zwiebel
1 TL Olivenöl
1 EL gehackte Petersilie
50 g Kalbshackfleisch
1/2 EL Semmelbrösel
1 Eigelb
Salz
Cayennepfeffer
100 ml Waldpilzfond (aus dem Glas)
1 EL geriebener Parmesan

Auch optisch ansprechend – die gefüllten Tomaten auf Kartoffelbett.

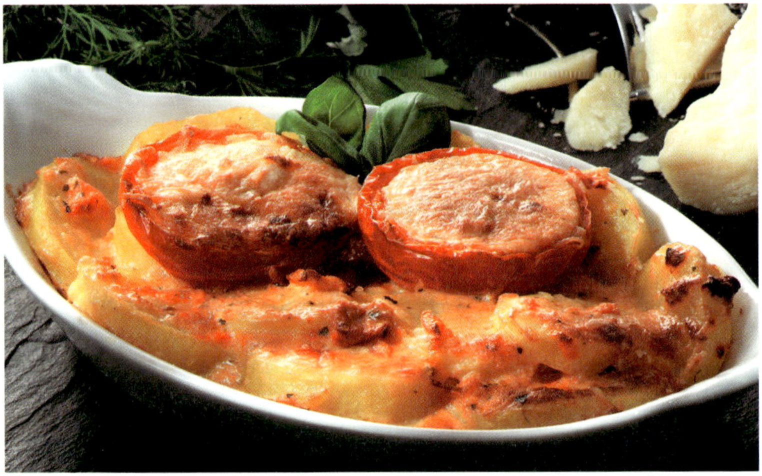

GEFÜLLTE TOMATE AUF KARTOFFELBETT

♦ ZUTATEN ♦

Für eine Portion

200 g fest kochende Kartoffeln
Salz, Pfeffer
1 Fleischtomate
1 Knoblauchzehe
50 g fettreduzierter Kräuter-Frischkäse
50 g Magerquark
1 Ei
1 EL geriebener Parmesan
Butter für die Form

1 Die Kartoffeln mit der Schale in wenig Wasser in 25–30 Minuten weich kochen. Inzwischen eine ofenfeste Form mit Butter ausstreichen.

2 Die Kartoffeln abgießen und leicht abkühlen lassen. Dann schälen und in nicht zu dünne Scheiben schneiden. Den Boden der Form damit auslegen, mit Salz und Pfeffer würzen. Den Backofen auf 200 °C vorheizen.

3 Die Tomate waschen und halbieren. Das Fruchtfleisch mit einem Löffel herauslösen und fein hacken. Die Tomatenhälften innen mit Salz und Pfeffer würzen.

4 Den Knoblauch schälen und fein hacken. Mit dem Frischkäse, dem Magerquark, dem Ei, dem Parmesan und dem Tomatenfleisch gründlich verrühren. Die Hälfte dieser Mischung in die Tomatenhälften füllen, den Rest auf den Kartoffeln verteilen.

5 Die Tomatenhälften auf die Kartoffeln setzen und alles im heißen Backofen (Mitte; Gas 3–4; Umluft 180 °C) in etwa 20 Minuten goldbraun überbacken.

Je Portion

415 kcal • 1739 kJ
26 g EW • 13 g F • 41 g KH

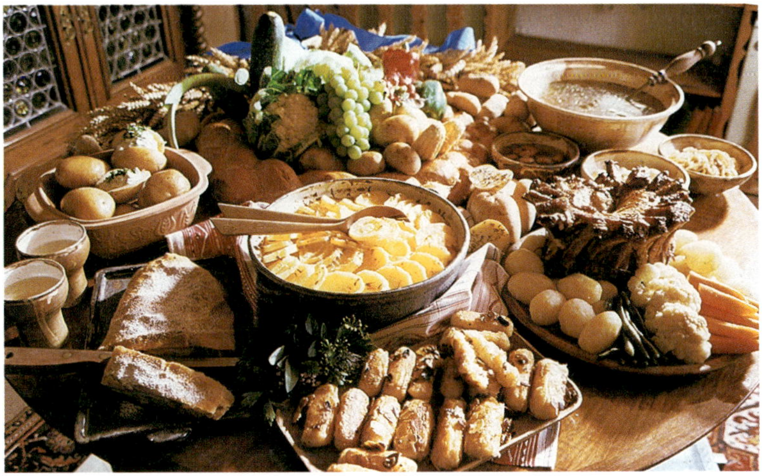

Lassen Sie sich inspirieren: Kartoffeln bieten eine Vielzahl abwechslungsreicher Kombinationsmöglichkeiten.

GEBACKENE KARTOFFELN MIT HÄHNCHEN

1 Den Backofen auf 200 °C vorheizen. Das Hähnchenbrustfilet klein würfeln.
Die Butter in einer beschichteten Pfanne erhitzen, das Hähnchenfleisch darin kurz anbraten, dann zugedeckt beiseite stellen. Die Kartoffeln mit einem spitzen Löffel aushöhlen, etwa einen Zentimeter Rand stehen lassen.

2 Die saure Sahne mit dem Currypulver verrühren. Das Hähnchenfleisch, die ausgehöhlte Kartoffelmasse und die Pinienkerne untermischen. Die Masse mit Salz und Pfeffer würzen und in die Kartoffelhälften füllen.

3 Ein Backblech mit Backpapier auslegen. Die Kartoffelhälften darauf setzen und im vorgeheizten Backofen (Mitte; Gas 3–4; Umluft 180 °C) etwa 20 Minuten backen.

4 Die Pizza-Tomaten mit dem Cayennepfeffer und dem Öl vermischen, mit Salz würzen. Die Schnittlauchröllchen unterrühren.

5 Die gebackenen Kartoffeln mit der kalten Tomatensauce auf einem vorgewärmten Teller anrichten.

Je Portion
350 kcal • 1450 kJ
27 g EW • 10 g F • 28 g KH

♦ ZUTATEN ♦

Für eine Portion
1 Hähnchenbrustfilet (etwa 100 g)
1 TL Butter
200 g große gekochte fest kochende Kartoffeln
1 EL saure Sahne
1 TL Currypulver
1 TL fein gehackte Pinienkerne
Salz, Pfeffer
4 EL Pizza-Tomaten (aus der Dose)
1 Prise Cayennepfeffer
1 TL Olivenöl
1 EL fein geschnittener Schnittlauch
Backpapier für das Backblech

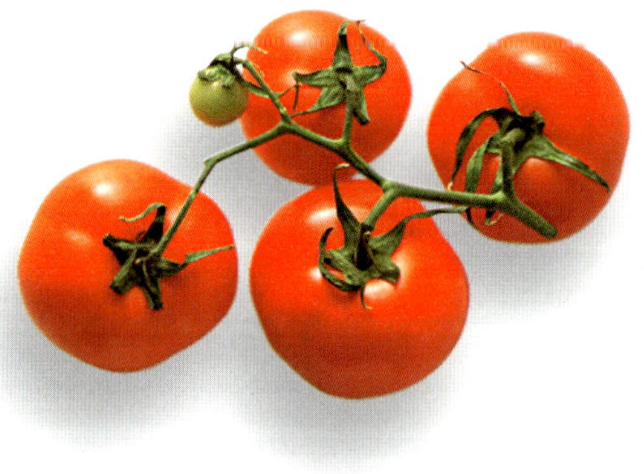

♦ ZUTATEN ♦

Für eine Portion

300 g fest kochende Kartoffeln; möglichst aus neuer Ernte
1 TL gehackte Rosmarinnadeln
1 TL frische Thymianblättchen
2 TL Sonnenblumenöl
1 Knoblauchzehe
Salz
1 Tomate
100 g Joghurt (1,5% Fett)
1 EL saure Sahne
Pfeffer
1 getrocknete Chilischote

ROSMARIN-KNOBLAUCH-KARTOFFELN MIT TOMATEN-JOGHURT

1 Den Backofen auf 200 °C vorheizen. Die Kartoffeln unter fließendem Wasser gründlich abbürsten, dann längs halbieren.

2 Die Rosmarinnadeln und die Thymianblättchen mit dem Öl vermischen, die Knoblauchzehe schälen, dazupressen und unterrühren. Eine feuerfeste Form damit ausstreichen. Die Kartoffeln mit den Schnittflächen nach unten darauf legen und mit Salz bestreuen.

3 Die Kartoffeln im vorgeheizten Backofen (Mitte; Gas 3–4; Umluft 180 °C) etwa 30 Minuten garen, bis sie ganz durchgebacken sind.

4 Inzwischen die Tomate mit kochendem Wasser überbrühen, häuten und in Würfel schneiden. Dabei die Kerne und die Stielansätze entfernen. Den Joghurt und die saure Sahne verrühren. Die Tomatenwürfel und die zerbröselte Chilischote untermengen. Den Joghurt mit Salz und Pfeffer würzen und zu den Kartoffeln servieren.

Je Portion

429 kcal • 1796 kJ
12 g EW • 12 g F • 61 g KH

KÄSEKARTOFFELN

1 Den Backofen auf 200 °C vorheizen. Eine feuerfeste Form einfetten.
2 Die Kartoffeln waschen, schälen und längs halbieren. Die Hälften mit der Schnittfläche nach unten auf ein Brett legen und fächerförmig ein-, aber nicht durchschneiden – die Kartoffelhälften sollen an einer Längsseite noch zusammenhalten.
3 Die Kartoffelhälften in die Form legen und vorsichtig auseinander drücken.
4 Olivenöl, Basilikum, Salz und Pfeffer vermischen. Die Kartoffelhälften damit bestreichen und im vorgeheizten Backofen (Mitte; Gas 3–4; Umluft 180 °C) etwa 30 Minuten backen.
5 Inzwischen den Pecorino mit den Mandeln, den Semmelbröseln und einem Esslöffel Wasser gut vermischen und gleichmäßig auf die Kartoffeln geben. Die Kartoffeln weitere 15 Minuten backen, bis sie weich sind.

Je Portion
320 kcal • 1337 kJ
13 g EW • 12 g F • 35 g KH

◆ ZUTATEN ◆

Für eine Portion
300 g fest kochende Kartoffeln
1 TL Olivenöl
1 Msp. getrocknetes Basilikum
Salz, Pfeffer
1 EL fein geriebener Pecorino
1 TL gemahlene Mandeln
1 EL Semmelbrösel
Fett für die Form

SCHWEDISCHE OFENKARTOFFELN

1 Den Backofen auf 200 °C vorheizen. Die Kartoffeln waschen und schälen. Die Kartoffeln dann quer mehrmals ein-, aber nicht durchschneiden.
2 Eine feuerfeste Form mit Butter oder Öl einfetten. Die Kartoffeln hineinsetzen, mit dem Olivenöl bestreichen und mit Salz und Pfeffer kräftig würzen.
3 Die Kartoffeln im Backofen (Mitte; Gas 3–4; Umluft 180 °C) etwa 50 Minuten backen, dabei immer wieder mit Olivenöl bestreichen.
4 Mit dem Parmesan bestreuen und weitere 10 Minuten garen, bis sie weich sind.

Je Portion
302 kcal • 1266 kJ
11 g EW • 14 g F • 28 g KH

◆ ZUTATEN ◆

Für eine Portion
2 mittelgroße fest kochende Kartoffeln
1 TL Olivenöl
Salz, Pfeffer
1 EL geriebener Parmesan
Fett für die Form

1. WOCHE					
Wochentag	**Frühstück**	**Zwischenmahlzeit**	**Mittagessen**	**Zwischenmahlzeit**	**Abendessen**
Montag	Birnen-Heidelbeer-Müsli (S. 34)	Tomatensaft (S. 47)	Kartoffelklößchen m. Möhren und grünen Bohnen (S. 102)	Orangen-Dickmilch (S. 46)	Kartoffel-Linsen-Salat mit Hähnchenbrust (S. 56)
Dienstag	Knäckebrot mit Ei und Lachsschinken (S. 39)	Bananenmilch mit Ingwer (S. 45)	Kartoffel-Spargel-Suppe (S. 70)	Aprikosen-Kefir (S. 45)	Pellkartoffeln mit Tomatenquark (S. 104)
Mittwoch	Haferflocken-Dinkel-Müsli mit Orange (S. 33)	Möhren-Ananas-Saft (S. 48)	Rösti mit Möhren und Ei (S. 112)	Quark mit rosa Grapefruit (S. 46)	Kartoffel-Spinat-Salat (S. 66)
Donnerstag	Vollkornbrötchen mit Tomaten und Basilikum (S. 38)	Cappuccino-Dickmilch (S. 47)	Kartoffel-Apfel-Püree mit Putenschnitzel (S. 108)	Sellerie-Apfel-Saft (S. 48)	Bratkartoffelpfanne mit Ei (S. 119)
Freitag	Möhren-Ananas-Müsli (S. 35)	Knäckebrot mit Salat und Roastbeef (S. 51)	Bauernschmaus (S. 122)	Käse-Birnen-Salat (S. 49)	Kartoffel-Curry-Suppe (S. 71)
Samstag	Vollkornbrot mit Bündnerfleisch und Feige (S. 41)	Gedünstete Banane (S. 47)	Schnelles Kartoffelgulasch (S. 83)	Heidelbeer-Buttermilch (S. 45)	Basilikum-Gnocchi mit Tomatensauce (S. 100)
Sonntag	Müsli mit Kiwi und Papaya (S. 37)	Knäckebrot mit Lachs (S. 51)	Kartoffel-Gemüse-Spieße (S. 123)	Sauerkraut-Apfel-Salat (S. 48)	Kartoffelpüree mit Knoblauch und Rosmarin (S. 105)

2. WOCHE					
Wochentag	**Frühstück**	**Zwischenmahlzeit**	**Mittagessen**	**Zwischenmahlzeit**	**Abendessen**
Montag	Minz-Brot mit Gurke (S. 51)	Cappuccino-Dickmilch (S. 47)	Kartoffel-Curry-Suppe (S. 71)	Käse-Birnen-Salat (S. 49)	Fisch-Kartoffel-Topf (S. 96)
Dienstag	Ingwer-Bananen-Müsli (S. 37)	Tomatensaft (S. 47)	Kartoffelgnocchi mit Shiitake-Pilzen (S. 101)	Quark mit rosa Grapefruit (S. 46)	Kartoffel-Eichblatt-Salat (S. 66)
Mittwoch	Schnittlauchbrötchen mit Radischen (S. 40)	Möhren-Ananas-Saft (S. 48)	Kartoffel-Brokkoli-Gemüse mit Paprika (S. 94)	Minz-Brot mit Gurke (S. 51)	Rosmarin-Knoblauch-Kartoffeln (S. 146)
Donnerstag	Schwarze-Johannisbeeren-Müsli (S. 38)	Bohnensalat mit Tomatenwürfeln (S. 50)	Kartoffel-Möhren-Küchlein (S. 116)	Orangen-Dickmilch (S. 46)	Gebackene Kartoffeln (S. 142)
Freitag	Bananenbrot mit Honig-Mandel-Creme (S. 41)	Tomatensaft (S. 47)	Rösti mit Möhren und Ei (S. 112)	Heidelbeer-Buttermilch (S. 45)	Wirsing-Kartoffel-Auflauf (S. 138)
Samstag	Birnen-Heidelbeer-Müsli (S. 34)	Knäckebrot mit Salat und Roastbeef (S. 51)	Geschnetzeltes Schweinefilet (S. 98)	Aprikosenkefir (S. 45)	Kartoffel-Krabben-Suppe (S. 80)
Sonntag	Knäckebrot mit Gorgonzola und Birne (S. 39)	Sellerie-Apfel-Saft (S. 48)	Kartoffel-Lamm-Eintopf (S. 97)	Gedünstete Banane (S. 47)	Kartoffelauflauf mit Paprika (S. 136)

3. WOCHE					
Wochentag	**Frühstück**	**Zwischenmahlzeit**	**Mittagessen**	**Zwischenmahlzeit**	**Abendessen**
Montag	Frischkornmüsli mit Apfel (S. 34)	Sellerie-Apfel-Saft (S. 48)	Kartoffel-Rucola-Salat (S. 67)	Knäckebrot mit Lachs (S. 51)	Kartoffel-Kräuter-Soufflee (S. 125)
Dienstag	Vollkornbrot mit Apfel und Käse (S. 40)	Heidelbeer-Buttermilch (S. 45)	Gemüsecremesuppe (S. 81)	Möhren-Ananas-Saft (S. 48)	Kartoffel-Krabben-Gratin (S. 133)
Mittwoch	Erdbeer-Bananen-Müsli (S. 35)	Knäckebrot mit Salat und Roastbeef (S. 51)	Kartoffel-Kräuter-Plätzchen (S. 118)	Bananenmilch mit Ingwer (S. 45)	Gebackene Kartoffeln (S. 142)
Donnerstag	Knäckebrot mit Pfirsichquark und Himbeeren (S. 38)	Käse-Birnen-Salat (S. 49)	Kartoffel-Möhren-Püree (S. 107)	Tomatensalat mit Frühlingszwiebel (S. 50)	Gefüllte Kartoffel (S. 143)
Freitag	Brombeer-Pfirsich-Müsli (S. 36)	Tomatensaft (S. 47)	Bouillon-Kartoffeln (S. 82)	Orangen-Dickmilch (S. 46)	Kabeljaufilet mit gebackenen Kartoffeln (S. 99)
Samstag	Brötchen mit Paprikaquark (S. 40)	Aprikosen-Kefir (S. 45)	Kartoffel-Mangold-Fladen (S. 114)	Sauerkraut-Apfel-Salat (S. 48)	Kartoffel-Brokkoli-Suppe mit Käse (S. 81)
Sonntag	Zimtmüsli mit Datteln und Aprikose (S. 36)	Knäckebrot mit Lachs (S. 51)	Kartoffel-Lauch-Puffer (S. 118)	Quark mit rosa Grapefruit (S. 46)	Kartoffel-Tomaten-Salat (S. 60)

4. WOCHE					
Wochentag	**Frühstück**	**Zwischenmahlzeit**	**Mittagessen**	**Zwischenmahlzeit**	**Abendessen**
Montag	Vollkornbrötchen mit Tomaten und Basilikum (S. 38)	Aprikosen-Kefir (S. 45)	Kartoffel-Möhren-Suppe mit Basilikum (S. 80)	Rettich-Gurken-Salat (S. 49)	Pellkartoffeln m. Kresse-Schnittlauch-Quark (S. 104)
Dienstag	Möhren-Ananas-Müsli (S. 35)	Gedünstete Banane (S. 47)	Kartoffel-Curry (S. 94)	Tomatensaft (S. 47)	Rettich-Kartoffel-Salat (S. 59)
Mittwoch	Vollkornbrot mit Apfel und Käse (S. 40)	Cappuccino-Dickmilch (S. 47)	Kartoffel-Brokkoli-Gemüse mit Paprika (S. 94)	Sauerkraut-Apfel-Salat (S. 48)	Pellkartoffeln und Schnittlauch-Quark (S. 104)
Donnerstag	Brombeer-Pfirsich-Müsli (S. 36)	Knäckebrot mit Salat und Roastbeef (S. 51)	Kartoffel-Spinat-Püree (S. 106)	Möhren-Ananas-Saft (S. 48)	Fischauflauf (S. 141)
Freitag	Schnittlauchbrötchen mit Radieschen (S. 40)	Aprikosen-Kefir (S. 45)	Kräuter-Kartoffelsalat (S. 61)	Knäckebrot mit Lachs (S. 51)	Kartoffel-Spinat-Gratin (S. 131)
Samstag	Müsli mit Kiwi und Papaya (S. 37)	Sellerie-Apfel-Saft (S. 48)	Kartoffelrösti mit Frühlingszwiebeln (S. 113)	Heidelbeer-Buttermilch (S. 45)	Kartoffelsalat mit Senfsauce (S. 60)
Sonntag	Knäckebrot mit Ei und Lachsschinken (S. 39)	Orangen-Dickmilch (S. 46)	Kartoffel-Kräuter-Plätzchen (S. 118)	Käse-Birnen-Salat (S. 49)	Kartoffel-Lauch-Suppe mit Croûtons (S. 82)

So bleiben Sie auch in Zukunft schlank

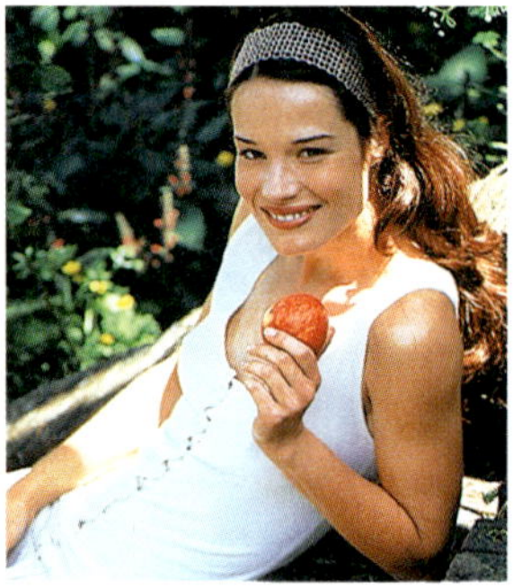

Wenn Sie Ihrem Körper etwas Gutes tun wollen, dann essen Sie in Zukunft viel Obst.

Sie haben Ihr Ziel erreicht? – Gratulation! Jetzt aber heißt es, Ihren Körper wie Ihren Geist daran zu gewöhnen, dass von nun an dieses Gewicht auch wirklich das Ihre ist. Trotz aller Freude sollten Sie sich zur Feier des Tages nicht mit einem Festmahl belohnen, sondern den Übergang zur Normalkost harmonisch gestalten. Darüber hinaus ist jetzt der günstigste Moment, die für die Erhaltung Ihres Gewichts notwendigen Veränderungen in Ihrer Lebensweise anzupacken. Dieses Kapitel kann Ihnen dabei zahlreiche Anregungen geben.

Das Richtige essen

Das Zählen der Kalorien ist kein gutes Mittel, um auf Dauer das Gewicht zu halten. Viel wichtiger ist es zu lernen, das Richtige zu essen.

Klar, auf fette Sahnesaucen und das Sahnehäubchen auf dem Kuchen oder im Kaffee sollten Sie auch in Zukunft besser verzichten. Aber immerhin dürfen Sie nach der Diät Ihren Fettkonsum auf das Doppelte, nämlich 60 Gramm pro Tag steigern. Und da Sie während der Diät wahrscheinlich festgestellt haben, dass man sich auch fettarm durchaus kulinarisch ernähren kann, werden Sie garantiert häufiger zu den »schlanken« Lebensmitteln greifen: zu Obst, Salat, Gemüse, Getreide und Getreideprodukten, zu magerem Fleisch und magerem Fisch, fettarmem Aufschnitt, 30-prozentigem Käse und figurfreundlichen Sauermilchprodukten. Ein so zusammengestellter Speiseplan bringt genügend Abwechslung und versorgt Sie mit allen wichtigen Nährstoffen.

Diät-Kost und Light-Produkte verführen zum Überfluss

Sie füllen inzwischen die Regale der Supermärkte und erfreuen sich immer größerer Beliebtheit: Diät-Kost und Light-Produkte sind in. Doch Vorsicht! Sie animieren regelrecht dazu, mehr zu essen oder zu trinken, weil man ja weniger Kalorien zu sich nimmt. Und flugs ist es wieder vorbei mit der bewussten Ernährung, zu der Sie die Kartoffeldiät eigentlich hinführen wollte. Fertige Diät-Kost ist nur für Leute interessant, die nicht bereit sind, ihre Ernährungsgewohnheiten umzustellen. Und genau hier liegt das Problem: Die Umstellung ist nötig, sonst bleiben Sie auch mit Diät-Kost nicht schlank.
Darüber hinaus enthalten Diät-Kost und Light-Produkte zahlreiche Zusätze, die den Geschmack des fehlenden Fetts ersetzen sollen. Auch um Ihrer Gesundheit willen ist daher möglichst wenig industriell verarbeitete Nahrung vorzuziehen.

Die besten Tricks zum Kaloriensparen

Es gibt viele Tricks, die Ihnen beim Kaloriensparen helfen, Geschmack und Genuss aber nicht beeinträchtigen.

- Essen Sie fünf kleinere Mahlzeiten, dann bleibt der Stoffwechsel aktiv, und Sie bekommen keine Heißhungerattacken.
- Trinken Sie vor dem Essen ein Glas Mineralwasser. Das nimmt den größten Hunger.
- Wählen Sie Speisen mit einem hohen Sättigungswert. Vollkornbrot sättigt beispielsweise mehr und länger als die gleiche Menge Weißbrot. Rohes Gemüse füllt schneller als gekochtes, und harte Eier stopfen mehr als weiche.
- Essen Sie ballaststoffreiche Nahrung, denn sie bringt den Darm in Schwung. Unser Körper verbrennt dadurch schon bei der Verdauung Kalorien, um die Inhaltsstoffe aufzuschließen.
- Rohkost vor der Hauptmahlzeit stimuliert die Verdauungssäfte, das Essen wird dann besser verwertet.

Bei Süßigkeiten gibt es keine kleinen Sünden. Es ist nachgewiesen, dass Zucker ein suchtauslösendes Potenzial besitzt.

Auch die Zubereitungsart kann Kalorien sparen helfen: Kochen Sie bevorzugt im Wok, garen Sie über Wasserdampf oder im Schnellkochtopf, oder dünsten Sie im eigenen Saft.

✳ Zu einer ausgewogenen Ernährung gehören natürlich auch ein- bis zweimal die Woche fettarmes Fleisch oder magerer Fisch, denn damit versorgen wir uns mit biologisch hochwertigem Eiweiß, wichtigen B-Vitaminen und Jod. Allerdings sollten Fleisch und Fisch nicht Hauptbestandteil einer Mahlzeit sein, sondern eher »Beilagen«. Wenn Sie dazu dann reichlich Salat oder frisches Gemüse essen, kommt dies Gesundheit und Figur zugute. Mit diesem Trick schließlich sehen kleine Mengen Fisch und Fleisch nach mehr aus und machen deshalb eher satt: Sie schneiden die Filets in Würfel und servieren sie beispielsweise als Spieß.

ESSEN NACH DER DIÄT – TOPP ODER FLOP?

Topp

✳ Schonend gegartes Gemüse, Rohkost, Obst
✳ Vollkornbrot, Vollkornprodukte, ungezuckerte Müslis
✳ Kräutertees, kalzium- und magnesiumreiche Mineralwässer, ungezuckerte Obst- und Gemüsesäfte, am besten frisch gepresst
✳ Magerer Fisch, gegrillt oder pochiert
✳ Mageres Fleisch (gegrillt, geschmort oder pochiert), magere Wurst (Pute), Trockenobst und Nüsse in kleinen Mengen

Flop

✳ Gemüse mit gebundenen Saucen, fette Dressings, Majonäse, gezuckerte Obstkonserven
✳ Weißes Brot, Kuchen, gezuckerte Frühstückszerealien
✳ Gesüßte Getränke, Limonaden, Alkohol
✳ Fette Fischsorten
✳ Fischkonserven, geräucherter Fisch
✳ Fettes Fleisch (gebraten oder mit schweren Saucen)
✳ Fette Wurst (Leberwurst, Salami)
✳ Schokolade und andere Süßigkeiten

Ran an den Speck

Am günstigsten für jeden, der sein Gewicht langfristig halten will, ist die Dauerbelastung größerer Muskelgruppen. Dies geschieht vor allem beim Laufen, Radfahren und Schwimmen. Auch Skilanglauf, Tennis und Rudern erfüllen dieses Kriterium. Bereits täglich zehn Minuten halten Ihren Kreislauf und damit Ihren Stoffwechsel gut auf Trab.

Suchen Sie sich zum Abnehmen eine Sportart aus, die Ihnen wirklich Spaß macht, denn sonst werden Sie nicht lange durchhalten.

Hüpfen gegen die Fettpolster

Auch zu Hause können Sie ohne großen Aufwand den Angriff gegen Ihre Pfunde starten, und das mit viel Spaß!

* Mit einem Springseil oder einem Hula-Hoop-Reifen beispielsweise tun Sie viel für Ihre Fitness.
* Wer ein Trampolin besitzt, kann auf besonders gelenkschonende Art seine Muskeln stärken.
* Aber auch Radfahren (auf dem Rücken liegend) oder Kniebeugen sind Übungen, die Sie leicht zu Hause machen können.

BEGINNEN SIE LANGSAM

* Messen Sie Ihren Puls, bevor Sie mit dem Training beginnen. Am einfachsten geht das an der Halsschlagader. Im Ruhezustand haben die meisten Menschen einen Puls von etwa 80 Schlägen pro Minute.
* Beginnen Sie langsam mit dem körperlichen Training, vor allem, wenn Sie vorher überhaupt keinen Sport gemacht haben.
* Messen Sie zwischendurch und nach den Übungen ebenfalls Ihren Puls. Er sollte 130 bis 140 Schläge in der Minute nicht überschreiten.
* Sie sollten sich kein Leistungsdiktat auferlegen.
* Brechen Sie die Übungen nicht abrupt ab, sondern gehen Sie anschließend noch ein wenig im Zimmer umher.

Impressum

Weltbild Buchverlag, Augsburg

2., überarbeitete Auflage 2000

Redaktion: Ulrich Ravens, Anton Feldner
Bildredaktion: Miriam Zöller
Umschlag: green stuff, Iris und Jochen Grün, München
Innenlayout/Satz: AVAK Publikationsdesign, München
Reproduktion: kaltnermedia GmbH, Bobingen
Druck und Bindung: Offizin Andersen Nexö – ein Betrieb der INTERDRUCK Graphischer Großbetrieb GmbH, Leipzig

Gedruckt auf chlorfrei gebleichtem Papier

Printed in Germany

ISBN 3-89604-763-9

Die Autorin des Buches
Claudia Daiber, geboren 1955, arbeitete nach ihrem Sprachstudium zunächst als Privatdozentin für Französisch an einer Berufsakademie. Anschließend hat sie neun Jahre lang in verschiedenen Ratgeber-Verlagen als Redakteurin und Chefredakteurin für die Bereiche Freizeit, Hobby, Beruf und Bildung sowie Kochen gearbeitet. Seit 1991 ist Claudia Daiber freiberufliche Redakteurin und Autorin mit den Hauptthemengebieten Kochen und Gesundheit.

Haftungsausschluss
Die Inhalte dieses Buches sind sorgfältig recherchiert und erarbeitet worden. Dennoch kann weder die Autorin noch der Verlag für die Angaben in diesem Buch eine Haftung übernehmen.

Bildnachweis
FOOD Archiv, München: 4, 5, 13, 16, 64, 90, 96, 117, 125, 139; Fotografie Manfred Dilling, Eurasburg: 59, 61 , 65, 71, 83, 100, 106, 109, 110, 113, 114, 130,131, 134, 138, 144; Jens Kron, Augsburg: 10, 33, 41, 43, 46, 49, 50, 51, 62, 75, 80, 102, 119, 127, 141; MEV Verlag GmbH, Augsburg: 25, 34, 36, 37, 40, 45, 47, 79, 101; PhotoAlto: Fruits & Vegetables (Rozenbaum & Cirou): 146; StockFood, München: 145 (S. & P. Eising); Studio E. A. Debus, München: 27; Studio für Illustration und Fotografie Sascha Wuillemet, München: 123; zefa visual media gmbh, Düsseldorf: 6 (Paulus), 18 (Norman), 32 (Wartenberg), 42 (Pfeifer), 52 (Stemmler), 77 (Wartenberg), 152 (TMP)
Titelbild: Helga Florian, München

Zum Weiterlesen
Liebster, Prof. Dr. Günther: Warenkunde Obst & Gemüse. 2 Bde. Hädecke Verlag o. J.
Putz, Dr. Bernd: Kartoffeln. Züchtung Anbau Verwertung. Behr's Verlag 1996
Täufel, Ternes, Zunger, Zobel: Lebensmittel-Lexikon. 3. Auflage. Behr's Verlag 1993
Woolfe, Jennifer A.: Die Kartoffel in der menschlichen Ernährung. Behr's Verlag 1996

Rezeptregister

Zutatenregister

Sachregister